HOMÖOPATHISCHER RATGEBER

Impffolgen, die jeden betreffen

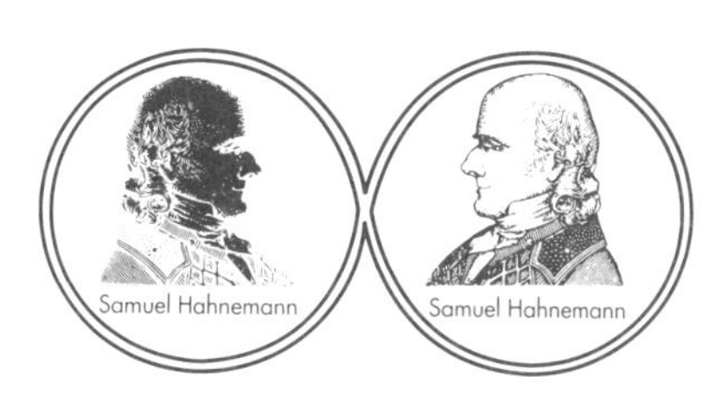

Lage & Roy

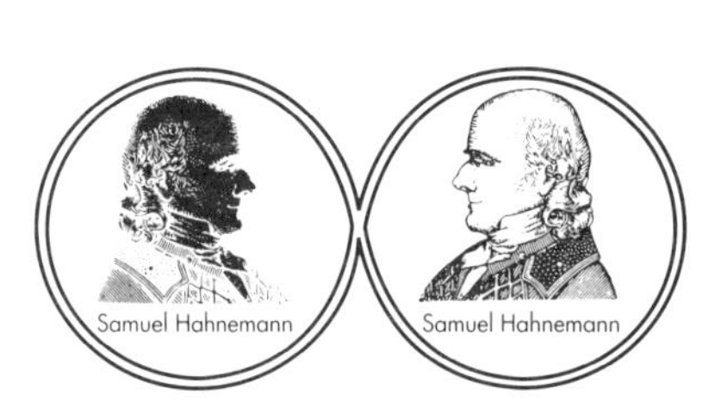

Lage & Roy

Impressum »Homöopathischer Ratgeber«

Hörnleweg 36, 82418 Murnau, Tel.: 08841/4455; Fax: 08841/4298.

Erschien erstmalig unter dem Titel "Behandlung der Impfschäden"
2. Auflage, März 1995
Satz und Layout: Gisela Baranek, 82140 Olching
Gedruckt auf chlorfrei gebleichtem Papier
ISSN: 0941 - 4843 ISBN: 3 - 929108 - 15 - 1

Inhaltsverzeichnis

Editorial

Das Thema »Impfen« plagt die Menschheit seit fast 200 Jahren. Wären alle Risikofaktoren über Impfungen den Ärzten und Patienten bekannt, würde die Impfsituation sicher völlig anders aussehen. Da die Impfkurse in Deutschland aus dem Medizinstudium gestrichen wurden, ist die Mehrzahl der Ärzte über die Impfrisiken nicht informiert. Der Arzt ist aber verpflichtet, den Impfling vorher über mögliche Gefahren ausführlich aufzuklären und gerade darin liegt das Dilemma: zwischen der Aufklärungspflicht und dem Informationsmangel der Ärzte.

Wir möchten keine Panik über Impfrisiken verbreiten, sondern im Gegenteil den Betroffenen Mut machen. Allopathische Impfungen können nur die Schwächen in uns verstärken, zu denen sie eine Ähnlichkeit haben. Mit der Homöopathie ist vieles heilbar. Die Lage der Impfopfer ist nicht ausweglos! Unser Anliegen ist es, über das Impfen mit seinen unübersehbaren Folgen aufzuklären und homöopathische Methoden des Schutzes und der Behandlung vorzustellen. Methoden, die keine schädlichen Aus- und Nebenwirkungen haben, die im wahrsten Sinne des Wortes »impfen« (imputare = veredeln), veredelnd auf alle Lebewesen wirken und alle Ebenen - Körper, Geist und Seele - umfassen.

Bezeichnenderweise hat das Wort »impfen« im Volksmund eine negative Bedeutung: "Der ist mit einer Idee beimpft." Das drückt klar aus, daß der Betreffende zwanghaft mit fremdem, negativen Gedankengut infiziert wurde.

Auch die Menschen sind beimpft mit der Angst vor Krankheiten und lassen sich deswegen impfen.

Hinter der Grundidee des Impfens steckt der höchste Anspruch einer echten Heilwissenschaft, nämlich Krankheiten vorzubeugen. Mit der allopathischen Impfung versuchen wir uns eine fragliche Absicherung zu erkaufen, ohne die Konsequenzen unseres Handelns tragen zu müssen. In jeder Krankheit liegt die Chance, Fehlverhalten aufzuzeigen und zu beheben. Durch die herkömmliche Impfung verdrängen wir notwendige Bewußtwerdungsprozesse und werden zusätzlich auf allen Ebenen blockiert.

Während sich die Schulmedizin krankmachender Methoden bedient, um vor Krankheiten zu »schützen«, veredelt (potenziert) die Homöopathie die Krankheitserreger, um eine wirksame und doch sanfte, spezifische Prophylaxe zu erzielen.

Die homöopathische Konstitutionsbehandlung bewirkt eine generelle Immunisierung des Menschen. Im Grunde genommen ist die homöopathische Impfung daher nur bei Menschen notwendig, die Angst vor der Krankheit haben. Sie veranlaßt den Menschen, sich auf der feinstofflichen Ebene mit dem Krankheitsprinzip auseinanderzusetzen. Es findet ein Auflösunsgsprozeß statt, wobei die Krankheit in den meisten Fällen nicht mehr auf die körperlichen Ebene durchdringen kann.

Die Impfnosoden haben sich sowohl bei Geimpften als auch Ungeimpften als wichtige Konstitutionsmittel erwiesen. Sie enthalten die tiefsten Muster der Menschheit. Sie heilen Impffolgen, beseitigen die Blockaden und heilen konstitutionelle Schwächen auch bei den Ungeimpften.

Impfungen erhöhen die Allergiebereitschaft

Es ist schon lange bekannt, daß der Körper auf Fremdstoffe, besonders Fremdeiweiß, allergisch reagieren kann. Werden diese Stoffe direkt in den Körper, ins Blut- oder Lymphsystem injiziert, so wird eine noch heftigere allergische Reaktion provoziert. Das ist der Grund, warum die Impfmittelhersteller den Proteinanteil möglichst gering halten wollen, stattdessen synthetische Impfstoffe entwickeln und auf den Markt bringen wollen. Bei dem Versuch, die Impfstoffe durch Zusatzstoffe abzuschwächen, ist das Allergierisiko allerdings unkalkulierbarer geworden, denn all diese Zusatzstoffe lösen z.T. heftige Reaktionen im Körper aus. Vom ethischen Standpunkt betrachtet ist natürlich die Einverleibung tierischer Proteine direkt in den menschlichen Körper ein unvorstellbarer Eingriff in das Schöpfungsgeschehen.

Jeder Mensch reagiert auf Allergene auf seine Weise, die einerseits von seiner Veranlagung und seinem momentanen Zustand abhängig ist. Andererseits bestimmen die Menge, die Häufigkeit der Zufuhr des Allergens, sowie die Art der Zufuhr (oral, intravenös, intramuskulär, nasal) die Intensität der Reaktion. Unter ungünstigen Bedingungen bleiben auch verhältnismäßig stabile Menschen von Überreaktionen nicht verschont. Sensible Menschen reagieren auf die kleinste Menge eines hochpotenten Allergens mit starken allergischen Reaktionen bis hin zum anaphylaktischen Schock und Tod. Deswegen werden manchen Impfstoffen gleich vorsorglich Medikamente gegen eventuell auftretendes Koma zugesetzt.

Schon bald nach Einführung der Keuchhustenimpfung stellten Forscher einen eindeutigen Zusammenhang zwischen der Impfung und Enzephalitis (Gehirnentzündung) fest. Zu dieser Zeit glaubten die Schulmediziner noch, alle Gehirnentzündungen würden durch Viren oder Bakterien verursacht. Nach der homöopathischen Lehre werden Krankheiten nicht durch Viren, Bakterien etc. ausgelöst (s. S. 51), sondern durch seelische Disharmonien oder klimatische Faktoren oder durch ein krankes Terrain. Was jedoch in keiner Weise ausschließt, daß bei bestimmten Krankheiten bestimmte Viren oder Bakterien vermehrt auftreten.

Bei einer postvakzinalen Enzephalitis wurden also erstaunlicherweise keine Erreger gefunden, genausowenig wie bei einer Enzephalitis nach Masern, Keuchhusten oder nach einem Trauma. Erst im Jahre 1935 konnte dieses Rätsel von dem amerikanischen Wissenschaftler Thomas RIVERS gelöst werden. Durch Laborexperimente konnte er nachweisen, daß diese Formen der Enzephalitis allergisch bedingt sind, und er nannte dieses

Krankheitsbild "Experimentelle allergische Enzephalomyelitis (EAE)".

Nun tritt eine Gehirnentzündung nach ansteckenden Krankheiten sowie nach seelischen oder körperlichen Erschütterungen verhältnismäßig selten auf. Dagegen ist sie als Impffolge immer häufiger geworden. Bei dieser Krankheit wird die schützende Myelinhülle um die Nerven geschädigt bis hin zum allergischen Zerfall. Myelin fungiert hierbei als Antigen und neigt dazu, die entzündliche Reaktion zu verstärken.
Myelin umhüllt die Nerven als eine zähe, weiße, dichte Fettschicht, vergleichbar mit der Isolierung eines elektrischen Kabels. Der Myelinisierungsprozeß fängt erst nach der Geburt an. Sämtliche "elektrischen Leitungen" liegen also bei einem Neugeborenen nahezu frei. Zuerst werden die Teile des Gehirns myelinisiert, die den Menschen wenig vom Tier unterscheiden, die also für die fundamentalen Lebensvorgänge verantwortlich sind. Erst dann wird mit den Teilen des Gehirns begonnen, die Träger des Gedächtnisses, der Intelligenz und anderer höher entwickelter Funktionen sind, und mit dem 5. Lebensjahr oder später vollendet. Die erste Myelinisierungsphase ist im 3. Lebensjahr abgeschlossen, eine weitere im 15. Lebensjahr und mache sogar erst im 45. Lebensjahr.

Je jünger ein geimpftes Kind, desto anfälliger ist es für Impfschäden, die alle Lebensvorgänge betreffen. Je älter ein geimpftes Kind, um so mehr wirken sich die Schäden auf die intellektuellen Fähigkeiten (Sprechen, Schreiben, Rechnen) und den Charakter aus. Wie ein Kind auf eine Impfung reagiert, hängt von folgenden Faktoren ab:

1. *Der Veranlagung* - allergisch veranlagte sind besonders gefährdet.

2. *Dem Alter des Kindes* - hohes Risiko bei Frühgeburten.

3. *Anzahl der Impfungen zur selben Zeit* - Mehrfachimpfungen. In der dritten Welt wurden Menschenversuche unternommen, wobei an verschiedenen Körperteilen jeweils ein Impfstoff eingespritzt wurde. Bei fünf und mehr Impfstoffen rebellierte der Körper eindeutig dagegen.

4. *Der momentanen Entwicklungsphase des Kindes*. Wenn der Körper sich in einem Entwicklungsschub befindet oder wenn das Kind zahnt, ist der Organismus weniger geschützt.

5. *Dem momentanen Zustand des Kindes*. Vorherige chronische oder akute Erkrankungen schwächen den Organismus und verringern seine Schutzmechanismen.

6. *Dem Impfstoff*.
Je aktiver und potenter er ist, um so mehr Schäden kann er anrichten.

7. *Der Häufigkeit der Impfungen*.
Auch wenn der Organismus eine Impfattacke einigermaßen überwunden hat, bleibt er dadurch geschwächt und sensibilisiert. Ein starker Mensch kann viel aushalten, doch wiederholte "Eingriffe" dieser Art zerrütten auf die Dauer den stärksten Organismus.

8. *Die Kombination* der verschiedenen Faktoren entscheidet über das Ausmaß der Impffolgen.

Die Menschheit verdankt der Impffreudigkeit ganzer Nationen über einige Generationen hinweg eine Reihe neuer Krankheiten und Syndrome abnormer Persönlichkeitsstrukturen, die es bis dato nicht gegeben hat. Wie weit die Impfungen zu der ungeheueren Zunahme der modernen Krankheiten beigetragen haben, übersteigt unser Vorstellungsvermögen. Fest steht: Je mehr man sich mit dem Thema beschäftigt, um so mehr erkennt man den schleichenden und erschreckenden Einfluß auf die Volksgesundheit ganzer Nationen.

AUTISMUS

Autismus ist heute eine so weit verbreitete Krankheit, daß sich fast jeder etwas darunter vorstellen kann. Daß es die Krankheit jedoch erst seit den zwanziger Jahren unseres Jahrunderts gibt, überrascht. Der Autismus ist inzwischen als Impffolge entlarvt. Im Jahre 1943 beschrieb der berühmte amerikanische Kinderpsychiater Leo KANNER eine neue Geisteskrankheit bei Kindern: "Der Zustand ist so eindeutig und einzigartig anders als alles bisher bekannte". Er nannte sie eine "angeborene autistische Störung herzlichen Kontakts", heutzutage unter dem Namen Autismus bekannt. Wenn Autismus tatsächlich eine Impffolge sein soll, wie läßt sich dann der große Zeitraum erklären, der zwischen dem Beginn der Impfungen und dem Ausbruch der neuen Geisteskrankheit liegt? Warum erschien erst 150 Jahre nach Einführung der Impfungen diese neue Impffolge? Erst vor nicht allzu langer Zeit konnte das Geheimnis um diese Frage gelüftet werden.

Der Autismus ist auch ein Paradebeispiel dafür, wie an der Ursache von Krankheiten je nach Meinung der gerade herrschenden Wissenschaftsdiziplin manipuliert wird. Eigentlich begann alles schon in den Jahren nach 1925, als die ersten Fälle von Autismus beobachtet wurden. Es war gerade die Zeit, als die Psychologie, besonders die freudianische, großes Ansehen genoß. Man versuchte sämtliche Störungen auf die Eltern zu beziehen. Diese Neigung besteht auch heute noch, wenn auch etwas abgeschwächt. In dieser Kurzsichtigkeit liegt die Gefahr, die Perspektive für größere Zusammenhänge zu verlieren. Oftmals werden ganz einfach Faktoren übersehen oder verdrängt, weil sie nicht in das System passen. Leo KANNER selbst war geprägt durch Freud. Seine ersten Erklärungsversuche dieser Krankheit standen ganz im Zeichen der Freudschen Denkweise. Er vertrat die Ansicht, daß die Eltern von autistischen Kindern, besonders die Mütter, selten warmherzig seien. Dabei wurde der menschliche Faktor völlig übersehen. Was für ein Schock muß es für die Eltern bedeuten, ihr eigenes Kind so zu erleben - völlig unansprechbar - ein vegetierendes Lebewesen ohne Emotionen, unberechenbar. Das autistische Kind weiß überhaupt nicht, daß ein Gegenüber existiert. Es braucht 24 Stunden Aufmerksamkeit und Fürsorge, tagein, tagaus. Es kann urplötzlich heftig und aggressiv werden, manchmal hyperaktiv, manchmal total teilnahmslos.

Sämtliche Spekulationen und Theorien über das Entsthehen der Krankheit von Psychiatern und Psychoanalytikern fruchteten nichts, da alle Therapien in der Praxis versagten. Aus den damals verständlichen Gründen wurde häufig die Nichtbereitschaft der Mütter wegen ihrer angeblichen sexuellen Frustrationen behandelt zu werden, angegriffen. Es wurde und wird selten wahrgenommen, wie viel Hingabe und Liebe insbesondere die Mütter für ihre behinderten Kinder aufbringen. Bernard RIMLAND widerlegte 1964 in seinem Buch "Infantile AUTISM - Syndrome and it's Implications Neural Theory and Behavior", Punkt für Punkt alle psychoanalytischen Theorien für das Entstehen von Autismus. Die Tatsache eines eigenen autistischen Sohnes erklärt sein Verständnis für die betroffenen Eltern.
Eine erstaunliche und unerklärliche Beobachtung war die oft hohe Intelligenz der Eltern. Die Mehrzahl hatte eine gute Ausbildung, dies betraf auch die Mütter. Insbesondere waren es Ärzte, Rechtsanwälte, Professoren, Diplomkaufleute etc. In den Anfangsjahren der Entstehung dieser Krankheit gab es kein einziges Kind von ungebildeten Eltern. Über diese Tatsache wurde viel spekuliert. Sogar genetische Zusammenhänge wurden in Erwägung gezogen, aber niemand sah den wirklichen Zusammenhang. In den 70er Jahren änderte sich das soziale Milieu dieser Krankheit vollständig, was noch größere Verwirrung bei den Psychologen auslöste. Alle sozialen Schichten waren nun gleichermaßen von dieser Krankheit betroffen. Die Schlußfolgerung der Wissenschaftler: Die früheren mehrfach bestätigten Beobachtungen konnten nicht stimmen. Dies ist aber eine gewöhnliche Eigenschaft des Menschen. Tatsachen, die noch nicht wissenschaftlich erklärt werden können, werden einfach als unwahr abgetan.

Die erschreckende Wahrheit wird den blinden Glauben der Menschen an Impfungen zutiefst erschüttern.
Kurz vor dem ersten Auftreten von Autismusfällen wurde im Jahre 1925 die Keuchhustenimpfung in Amerika eingeführt.
Damals kamen nur die Gebildeten in den Genuß dieser Impfung, denn eine Impfung war teuer und ist es im übrigen immer noch. Kein Preis war der wissenschaftsgläubigen Intelligenz zu hoch für die Gesundheit ihrer Kinder! Nur bei den gegen Keuchhusten geimpften Kindern aus dieser sozialen Schicht entwikkelten sich Symptome von Autismus. Autismus kam bis ca. 1970 in den weniger priviligierten Schichten nicht vor. Ein normaler Arbeiter wußte damals nichts von Impfungen und er hätte auch nicht die finanziellen Möglichkeiten gehabt.
Aber wie ist dann die Infiltration aller Schichten ab den 70er Jahren zu erklären? Ende der 60er Jahre wurden die Impfungen in den Vereinigten Staaten von Amerika fast überall zur Pflicht und kostenlos verabreicht. Von diesem Zeitpunkt an war der Autismus keine Krankheit der gehobenen Schicht mehr.

Die wichtigsten Merkmale von Autismus sind ein völliges Insichgekehrtsein, Entfremdung und ein schwaches Ego. Hieraus erklären sich die vielen Ängste und Befürchtungen des autistischen Menschen. Sie können die geringsten Veränderungen in ihrer Welt nicht ertragen, haben unberechenbare Wutanfälle und einen stark ausgeprägten Sexualtrieb. Autistische Menschen unterscheiden sich von "normalen" Menschen nur durch das Ausgeprägtsein dieser Symptome. Diese Charaktereigenschaften sind bei allen Menschen zu finden, nur der normale Mensch kann sich von seinen Schwächen durch seinen Willenseinsatz befreien.

Sehr interessant ist in diesem Zusammenhang auch, daß durch die Polionosode ähnliche Symptome ausgelöst bzw. behoben werden können (s. S. 28). Nach einer Impfung können auch nur einige der autistischen Symptome auftreten, wie Lernschwäche, geistige Behinderung, emotionale Störungen, kriminelle Tendenzen, Ungehorsam, Krämpfe, Blindheit oder Taubheit. Viele autistische Kinder haben eine Nahrungsmittelallergie oder Verdauungsprobleme, sie können Anorexia nervosa oder Bulämie entwickeln. Ein besonders auffallendes Symptom sind Kopfschmerzen (Migräne). Bei der Untersuchung von genügend Fällen von Autismus, minimalen Gehirnschädigungen und Hyperkinetischem Syndrom treten die Parallelen zu Impfschadensfällen völlig klar zu Tage. Es ist nur eine Frage des Schweregrades des Impfschadens. Manche Menschen besitzen zwar auffällige Symptome von Autismus, können aber nicht im Geringsten als autistisch bezeichnet werden. Heutzutage ist fast jedes Kind durch die Impfungen in irgend einer Weise geschädigt. Alleine in den USA gibt es über 200.000 Fälle von Autismus, d.h. 15 Kinder von 10.000 Lebendgeburten werden autistisch. In Frankreich, Chile, Österreich und Skandinavien wurden die ersten Fälle von Autismus Anfang der 50er Jahre bekannt, dieses Datum fällt mit der Einführung der Keuchhustenimpfung zusammen.
Für die schon Betroffenen ist die Lage nicht hoffnungslos. Mit der Homöopathie kann man einiges, oft viel mehr als man erwartet, rückgängig machen.
Die Moral von der Geschicht'
"Impfe Deine Kinder nicht.
Hüte sie davor!"

Quelle:
H.L. Coulter "Vaccination, Social Violence and Criminality". Center for Emperical Medicine, Washington.

Nicht impfen hinterläßt Lücken im Budget. Sind das die »Impflücken«?

Dr. Göring (Kinderarzt) kommt nach einer statistischen Untersuchung über die Häufigkeit von Impfungen in Oberfranken zu folgendem Ergebnis:
»Es werden notwendige Impfungen unterlassen. Dies erhöht nach Expertenansicht das Infektions- und Krankheitsrisiko unserer Patienten. Diese Unterlassung führt zu einem Honorarverlust in einem einzigen Regierungsbezirk von Bayern in Höhe von 1,7 Millionen DM. Daraus resultiert die Aufforderung an jeden Kollegen: Impfen Sie mehr!«
Quelle: Der Allgemeinarzt 7/92.

Homöopathische Behandlung der Impfschäden

Zur Geschichte

In vielen Bereichen der natürlichen Gesundheitslehre hat HAHNEMANN mit seiner Homöopathie Pionierarbeit geleistet. Die Pockenimpfung wurde sehr früh als gesundheitsschädlich erkannt, und es wurden Versuche unternommen sie abzuschaffen. Am Anfang hat HAHNEMANN JENNERS Methode freudig als homöopathisch empfangen. Bald wurde ihm aber durch die enormen Auswirkungen der Impfungen und aufgrund seiner eigenen schlechten Erfahrungen mit nicht potenzierten Medikamenten, die er als Similimum beim Patienten eingesetzt hatte, klar, daß JENNERS Methode nicht der richtige Weg sein konnte. Interessanterweise war das Jahr 1790 ein Schlüsseljahr sowohl für die Homöopathie als auch für das Impfen. JENNER wurde in diesem Jahr auf die Möglichkeit der Kuhpockenprophylaxe aufmerksam gemacht, und HAHNEMANN führte das Chinarindenexperiment durch. Dadurch entdeckte HAHNEMANN das Ähnlichkeitsgesetz und begründete die Homöopathie. 1796 publizierte HAHNEMANN erstmals die neue Behandlungsmethode und JENNER trat zur gleichen Zeit zum ersten Mal mit seiner Impftheorie an die Öffentlichkeit.

JENNER war ein Barbier und Chiropraktiker. Die Idee, daß durch den Kontakt mit an Kuhpocken infizierten Kühen ein Schutz vor Pocken aufgebaut wird, bekam er von einem Bauern. JENNER ging jedoch einen Schritt weiter, in dem er das Serum von an Pocken erkrankten Pferden und Kühen direkt in die Blutbahn der Menschen brachte.

Die Methode von JENNER war eine Neuigkeit. Zwar verwendeten schon die Druidenpriester im alten Britannien und Deutschland das verdünnte Serum von Menschenpocken durch Einritzen in die Haut isopathisch als Schutz vor Pocken, allerdings benutzten sie kein Tierserum. Auch PARACELSUS lehrte und benutzte isopathische Methoden beim Behandeln und bei der Prophylaxe von Krankheiten (Isopathie: Gleiches wird durch Gleiches geheilt).
Und so wurden diese Methoden des Schutzes auch von vielen anderen Heilern ausprobiert. Wegen der unzählige Mißerfolge, insbesondere durch die schweren Pockenepidemien von 1860 - 1870 als Folge der Impfung, wurde das Impfen schließlich im Jahre 1870 verboten[1]. Es war PASTEUR, der aufgrund seiner persönlichen Beziehungen und seines Geschäftseifers die Impfungen wieder einführen konnte. (s. S. 51)

Lange Zeit war Hahnemann verzweifelt

1) Vaccination and Immunisation. Dangers, Delusions and Alternatives (What every parent should know). Leon Chaitow, C.W. Daniel Company

und wußte sich keinen Rat, die durch Medikamente und Impfungen entstandenen Schäden zu therapieren. Er hielt sie für unheilbar. Fast vierzig Jahre forschte er, um seine neue Heilwissenschaft vollkommen auszuarbeiten. Das neue Wissen, auch die Mittelkenntnisse, mußten mühsam und langsam erarbeitet werden. Danach verbrachte er die letzten fünfzehn Jahre seines Lebens damit, sie zu verfeinern. In diese Zeit fällt auch die Entwicklung der Hochpotenzen. Unter bestimmten Umständen sind sie eine wichtige Voraussetzung für die erfolgreiche Therapie von Impfschäden.

HERING war einer der ersten Homöopathen, der Versuche mit Nosoden, und zwar mit *Variolinum* und *Vaccinum*, gegen die Folgen von Pockenimpfung machte. Er kam zu dem Schluß, daß *Variolinum* besser als *Vaccinum* sei (Stapf Archiv, Brief vom 28.07.1834. Herings medizin. Schriften, Burgdorf Verlag).
Eine **Nosode** wird aus Krankheitsprodukten hergestellt. Der Einsatz der Nosoden zur Prophylaxe von Infektionskrankheiten entspricht im Grunde dem Prinzip des Impfens. **Der fundamentale Unterschied zum allopathischen Impfen liegt darin, daß die Nosode durch die Potenzierung veredelt wird und nicht mehr auf der materiellen Ebene wirkt, sondern Energiekörper verfeinert.** *Variolinum* ist die Pockennosode (Pocken, lat. variola) und *Vaccinum* der Pockenimpfstoff.

BOENNINGHAUSEN empfahl und benutzte Thuja sowohl als Prophylaxe als auch zur Heilung von Pocken. Diese Ähnlichkeit Thujas zu Pocken wurde von KUNKEL und später von GOULLON als Basis genommen, um die Folgen von Pockenimpfung mit Thuja anzugehen und zu heilen. Den Komplex der schädlichen Folgen nannten sie *Vakzinose*.

BURNETT machte viele Erfahrungen auf dem Gebiet der Vakzinose und schrieb darüber einen praktischen Ratgeber: »Vakzinose und ihre Heilung mit Thuja« (Verlag Müller und Steinicke).

Die vorherrschende medizinische Meinung ging dahin, immer mehr tierische Krankheitstoffe als Impfseren einzusetzen. Die Homöopathen entwickelten zur gleichen Zeit ihre eigenen Schutzmaßnahmen vor Infektionskrankheiten mit Hilfe der Nosoden.

Möglichkeiten der Naturheilkunde
Die Naturheilkundler verhüten Pocken und andere ansteckende Krankheiten nach Möglichkeit durch naturgemäße Haut- und Körperpflege und entsprechende Diät. Sie waren aber auch in der Lage Pocken zu heilen. "Die Schulmedizin vermag die Pocken und andere Krankheiten nicht zu heilen, deshalb nimmt sie zur Impfung ihre Zuflucht."[2]

Seren als Träger von Krankheitsessenzen
Ein Impfserum wird aus dem Blutplasma von künstlich mit der Krankheit infizierten Tieren gewonnen.
Das Serum beinhaltet die Essenz des betreffenden Lebewesens. Aber nicht nur

2) F.E. BILZ "Das Neue Naturheilverfahren". Leipzig, ca. 1900

im physischen Sinne, sondern auch von seiner Gefühlsebene. Es enthält das Wesentliche von der Gefühlsebene dieser Tierart.
Wenn ein Serum in den Körper eines Menschen injiziert wird, dann wird die Essenz dieses Tieres in die Gefühlsebene imprägniert.

Bei den Impfseren haben wir es also nicht nur mit einem normalen Fremdkörper zu tun, sondern auch mit den emotionalen Strukturen des entsprechenden Tieres. Auch wenn die Fremdkörper ausgeschieden werden können, wird der Mensch von Teilen seines Menschseins getrennt und wird somit im Extremfall auf eine animalische Ebene reduziert. Je labiler er ist, um so mehr wird er von seinen eigenen wesentlichen Gefühlen getrennt, d.h. um so kränker wird er.

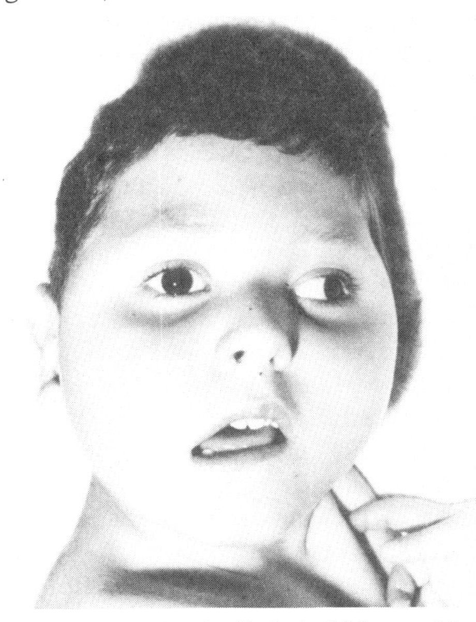

Impfschadensopfer Alex K., der im 4. Monat erfolgten DPT-Impfung. Vollständige Zerstörung des Gehirns mit Blindheit. Foto: Archiv Dr. Buchwald

Vakzinia und Vakzinose
Impfschäden und Impffolgen werden heftig von der herrschenden Medizin bestritten. Lediglich die akuten Reaktionen mit Eiterbläschen und Fieber bei Pokkenimpfung sind anerkannt. Sie wurden sogar positiv bewertet. Die Impfung sei "angegangen". Diese akuten Reaktionen des Organismus nennt man *Vakzinia*.

Es sind aber die chronischen, tiefgehenden, lebenszerstörenden, subtileren Folgen, die unsere Aufmerksamkeit verlangen sollten. Diese Folgen werden von den Homöopathen *Vakzinose* genannt.

Diagnose

Theoretisch kann eine Impfung zu einem leichten Entzündungsprozeß im Gehirn führen; wenn sich daraus eine Impfenzephalitis entwickelt, haben wir es mit einem schweren Impfschadensfall zu tun. Die leichten Entzündungen sollen nach RESCH und REICHENBACH mindestens vier Jahre anhalten und heilen unter einer Narbenbildung (Sklerose) ab. (Siehe auch Bericht eines Impfopfers)
Die Krankheit Multipe Sklerose tritt häufig nach Impfungen auf oder sie verschlimmert sich durch diese. Es hat sie vor Einführung des Impfwesens nicht gegeben.

Für den Therapeuten ist es sehr wichtig, mögliche Symptome von Impfungen zu erkennen, um Impfblockaden von vornherein angehen zu können.

Folgende Symptome können auf einen Impfschaden hinweisen (nach Delarue »Impfungen der unglaubliche Irrtum«, Reichenbach und eigenen Erfahrungen):

- Überempfindlichkeit, bes. des Kopfes auf Wind und Kälte, muß immer eine Mütze tragen.
- Fehlende Temperaturregulierung. Krankwerden durch geringste Temperaturschwankungen; kann weder Hitze noch Kälte ertragen.
- Unverträglichkeit von Sonnenlicht (Schwindel, Kopfschmerz)
- Erhöhte Infektanfälligkeit, von leichtem Schnupfen bis zu hohem Fieber
- Reizbarkeit, Intoleranz, Depressionen
- Dauerschnupfen
- Heuschnupfen und alle Arten von Allergien
- Multiple Sklerose
- Autistisches Verhalten
- Ständige Erschöpfung ohne Ursache (Fatigue Syndrom)
- Schielen (besonders nach FSME-Impfung)
- Lernschwierigkeiten (FSME und Polio)
- Plötzlicher Kindstod (besonders nach Diphtherieimpfung)
- Neurosen (Zwangs-, Angst-, Herzneurosen etc.)
- Schizophrenie
- Karies (genau ein Jahr nach der Impfung)
- Sehschwäche
- Leberstörungen als Begleitung von Gehirnerkrankungen
- Schwachsinn, Idiotie, langsame Verblödung
- Verlangen nach Zucker vermehrt (da der Darm den Zucker nicht mehr selbst aus Stärke herstellen kann infolge einer Stoffwechselkrankheit)
- Magersucht (Anorexia nervosa)
- Identitätsschwierigkeiten, Gefühl des Fremdbestimmtseins, Mangel an Selbstvertrauen, Entscheidungsschwierigkeiten.
- Leukämie, AIDS

- *Klinische Diagnosemöglichkeiten:*
  Computertomographie (Röntgenschichtaufnahmen).
  Elektroencephalogramm (EEG)

- *Schulmedizinische nicht anerkannte Testverfahren:*
  Bioplasma Print Verfahren,
  Kirlian Photographie,
  Elektroakupunktur (nach Voll),
  Bioenerget. Funktionsdiagnostik,
  Elektromagnet. Bluttest (emBL),
  Mora usw.

Alle Impfungen - ob sie sichtbare Schäden hinterlassen oder nicht - blockieren eine homöopathische Behandlung.
Bei Reaktionen nach Mehrfachimpfungen ist es oft schwierig festzustellen, welche Impfung der Mensch besonders schlecht vertragen hat. Wir können uns aber an folgenden Schäden, die nach bestimmten Impfungen auftraten, orientieren, um die entsprechende Impfnosode zu geben.

Polio: Hautausschläge, Neurodermitis, Hals- und Mandelentzündungen, Bauchweh, Fließschnupfen, Epilepsie, Katarrh der oberen Luftwege, Entwicklungsverzögerungen, späte Zahnung, Menstruationsbeschwerden. Lähmungen, lähmungsartige Schwäche, MS.
Scharlach: Stimmung: launenhaft, unausstehlich; Nierenkrankheiten.
Masern: Anfälligkeit der Atemwege.

Röteln: MS, akute Panenzephalitis. Die Röteln-Impfung zeigt oft im geistig-seelischen Bereich eine Beeinträchtigung. Der Röteln-Impfgeschädigte Mensch ist in erster Linie nicht fähig, etwas richtig einzuschätzen. Er kann Lebenssituationen nur sehr eng sehen und ist lieber bereit auf vieles zu verzichten als das kleinste Risiko einzugehen. Er fürchtet bei allen Geschehnissen die schlimmsten Konsequenzen und kann nur begrenzt an allem teilnehmen.
Das typische Bild sehen wir in einem Kind, das sich in der Schule nie einen Scherz leisten kann. Es macht alles genauso, wie es von ihm verlangt wird, hat keine Eigeninitiative. Es kennt seinen Stoff, aber darüberhinaus könnte man von ihm nichts verlangen.
Glücklicherweise ist dieser Impfschutz so ungenügend, daß die meisten Röteln-geimpften doch in irgendeiner Form die Röteln bekommen und damit den Schaden beheben können.

Behandlung von Impfschäden im Allgemeinen

Als es nur die Pockenimpfung gab, wurde *Thuja* von den Homöopathen als Hauptmittel gegen Impfschäden angesehen. Das Synthetische Repertorium (Haug Verlag) gibt uns 30 Mittel gegen Impffolgen, dabei fehlen aber noch die neueren Impfnosoden sowie die Nosoden von Krankheiten, gegen die geimpft wird und andere Mittel.
BOERICKE führt zehn Mittel gegen Vakzinia (akute Impffolgen) auf, die sich oft auf der Haut äußern.

Für den heutigen Homöopathen wird jedoch die Behandlung der chronischen Impffolgen und -schäden immer wichtiger, da z.B. nach amerikanischen Impfschadensforschungen ca. 25 % der Bevölkerung in Amerika dadurch geschädigt sind (COULTER). Allerdings herrscht dort Impfpflicht, in Ländern, wo weniger geimpft wird, ist die Zahl entsprechend geringer.

Daß jeder Geimpfte in irgendeiner Weise beeinträchtigt ist, geht aus dem Grundgedanken hervor, etwas Gesundheitsschädliches hinterläßt immer seinen Eindruck.

Die homöopathische Behandlung der Impffolgen unterscheidet sich theoretisch nicht von der Behandlung anderer Krankheitszustände. Im Grunde genommen werden alle krankmachenden Faktoren, wie z.B. Umwelt, Arbeit und Arbeitsplatz, soziale Beziehungen, Impfen u.a. bei der Behandlung berücksichtigt und miteinander verflochten.

Mit dem allgemeinen Grundsätzen der Homöopathie läßt sich auch das Problem Impfungen angehen. Wenn wir hier die Behandlung von Impfschäden besprechen, meinen wir alle: Diejenigen, die durch beträchtliche Schädigung des Myelins hervorgerufen werden, wie z.B. Autismus, geistige Behinderungen, minimale Hirnschädigungen (Hyperkinetisches Syndrom), MS sowie auch die leichteren Impffolgen, wie generelle Abwehrschwäche, psychische Störungen, Lernschwierigkeiten, Angstneurosen usw.

Wenn wir einen bestimmten Krankheitszustand bei einem Individuum behandeln wollen, müssen wir erst die klinischen Erscheinungen studieren und analysieren. Zuerst treffen wir eine Vorauswahl von Mitteln mit Hilfe der Arzneimittellehre, die einen ähnlichen krankhaften Zustand heilen können. Das sind unsere Kernmittel für die Behandlung dieses Krankheitszustandes. Jeder Kranke wird individuell studiert, um seine spezifischen Merkmale herauszufiltern. Jetzt können wir sein momentanes Konstitutionsmittel in dieser Gruppe finden. Komplizierte Fälle werden eine ganze Reihe von Mitteln benötigen.

Wenn wir Autismus und Hyperaktivität als zwei Extreme vergleichen, einmal das In-sich-zurück-ziehen, das andere Mal das Nach-außen-agieren, sehen wir, daß eigentlich jeder Mensch diese Richtungen in sich hat. Beide haben den Bezug zur Realität gänzlich verloren. Wenn der Mensch gesund ist, zieht er sich zur rechten Zeit in sich zurück, um dann bei gegebener Zeit wieder nach außen zu gehen und zu agieren.

Wenn diese Grundzustände der Natur aus dem Gleichgewicht gebracht werden, entsteht Krankheit. Man verharrt mehr in einem Status und der andere Pol wird weniger gelebt. Theoretisch werden alle Mittel, die eine Grundrichtung dieser Extreme in sich bergen, in Frage kommen.

In dieser Weise erarbeitet sich der Homöopath sein Rüstzeug, um eine bestimmte Krankheit zu überwinden. HAHNEMANN zeigte uns dies zum ersten Mal bei der Prophylaxe und Heilung der asiatischen Cholera. Aus der Pathogenese der Cholera erarbeitete er drei Hauptmittel - Camphor, Cuprum und Veratrum album.

Auf diese Weise ist der Homöopath theoretisch gegen jede bekannte und noch unbekannte Krankheit gewappnet, da jeder Krankheit ein bekanntes Muster zugrunde liegt. Eins baut auf dem anderen auf, eine Erfahrung beruht auf der vorhergehenden. Jedes in Frage kommende Mittel muß dann auf die speziellen und allgemeinen Symptome desInduviduums überprüft und mit anderen Mitteln verglichen werden. Dabei betrachtet der Homöopath diese Auswahl nicht als ausschließlich. Er ist flexibel und greift, falls notwendig, auch nach anderen Mittel, die nicht in seiner Vorauswahl vorhanden waren.

Die Rolle der Nosoden

Die Nosoden, insbesondere die Impfnosoden und die Nosoden der Krankheiten gegen die geimpft wurde, spielen eine wichtige Rolle bei der Behandlung von Impfschäden, wobei die Krankheitsnosode gegenüber der Impfstoffnosode zu bevorzugen ist (HERING). Nosoden beinhalten den Inbegriff des Grundmusters von Krankheiten. Der Mensch reagiert je nach seiner Veranlagung auf die verschiedenen Impfstoffe unterschiedlich stark.

- Wenn der Geimpfte das Muster der Krankheit, gegen die geimpft wird, schon vorher aktiv in sich trägt, dann wird die "Krankheit" in vollem Maße verstärkt, so daß diese Krankheitsnosode eines von seinen *Similes* sein wird.

- In anderen Fällen kann die Impfung auf einer bestimmten Ebene blockieren, so daß die Krankheitsnosode oder Impfstoffnosode als *Blockademittel* notwendig ist. Das passiert, wenn ein spezifischer Widerstand sehr angesprochen wird.
- Wenn die Impfung ihn schwächt, d.h. die Ausscheidung über Leber, Niere, Haut und Darm beeinträchtigt ist, dann wird die Nosode als *Reaktionsmittel* notwendig sein.
- Die *großen Nosoden* (wie Tuberculinum, Carcinominum etc.) beinhalten in ihrer Struktur die Grundmuster der Impfkrankheiten, da die Impfungen auch Krebs, Syphilis, AIDS usw. auslösen können. Daher kommen sie für die Behandlung sehr häufig in Frage.

Immunschwäche durch Mehrfachimpfung

Menschen, die Mehrfachimpfungen erhalten haben, sind besonders belastet. Sie bekommen eine Grundschwäche, die zum Wesen von *Pyrogenium* gehört.
Diese Beobachtung stammt in erster Linie von Dorothy SHEPHERD[3] aus der Zeit des 1. Weltkrieges. Ihr fiel auf, daß diejenigen Soldaten, die Mehrfachimpfungen bekommen hatten, immer von einer sehr virulenten Influenza befallen wurden, die oft tödlich verlief.
Konnten die Soldaten homöopathisch behandelt werden, dann reagierten sie gut auf Pyrogenium.
Dr. GRIMMER empfahl aufgrund seiner eigenen Beobachtungen *Pyrogenium* als spezifisches Antidot nach Mehrfachimpfungen. Diese Beobachtung stammt aus der Zeit, als es die anderen Nosoden noch nicht gab. Unserer Meinung nach sind sie jedoch wirkungsvoller.

3) D. Shepherd »Magic of MinimumDosis«. Erscheint 1993 im Verlag Lage & Roy.

Behandlung der Vakzinia

Die akuten Folgen der Impfung (Vakzinia) können mit der Homöopathie günstig beeinflußt werden und die Entgiftung wird beschleunigt.

Aconit (Eisenhut)

Hohes Fieber, trockene Haut. Unruhe, Angst, großer Durst.

Antimonium tartaricum
(Brechweinstein)

Besonders angezeigt, wenn in eine akute oder abklingende Bronchitis geimpft wurde. Die Bronchitis wird sehr verschlimmert; der Patient ist geschwächt, blaß, durstlos oder hat Durst auf kleine Mengen. Die Atmung ist sehr erschwert bis asthmatisch. Die Nasenflügel bewegen sich heftig beim Atmen, besonders bei Lungenentzündung.

Apis (Biene)

Apis kommt in Frage, wenn dem Impfling sehr heiß wird. Es bildet sich ein nesselsuchtartiger Hautausschlag sowie Ödeme bis zur Abszeßbildung. Der Patient kann zeitweise sehr frieren, empfindet aber ein warmes Zimmer trotzdem als unerträglich. Er hat keinen Durst.

Arsenicum album (Arsen)

Bei Arsen kann es ähnlich wie bei Antimonium tartaricum zu Atemnot kommen. Große Entkräftung und Schwäche, langsam entwickelt sich hohes Fieber. Der Kranke ist sehr unruhig. Angst prägt seinen Gesichtsausdruck.

Crotalus horridus

(Klapperschlangengift)

Akute Entzündung der Haut, brennende Schmerzen. Bildung von Bläschen oder Blasen, die mit dunkler Flüssigkeit gefüllt sind. Septicämie bis Gangrän. Der Patient kann sehr entkräftet werden. Hämolytischer Ikterus.

Echinacea (Sonnenhut)

Wichtigstes Mittel bei Infektionen durch Tiergifte, kommt häufig nach Impfungen in Frage, besonders wenn der Impfstoff aus Tierseren bestand. Blutvergiftung und septische Zustände wie sie nach der Tetanusimpfung vorkommen können, Geschwür oder Gangrän an der Einstichstelle. Lymphdrüsen vergrößert. Meningitis. Allgemeine adynamische Schwäche und Zerschlagenheit. Der Geist ist benebelt. Schläfrigkeit, Kopfschmerzen und Hitzeschauer. Neigung zu häufigen, unregelmäßigen, bedrohlichen Fieberschüben durch die geringste Kälte. Große allgemeine Abwehrschwäche. Alle Absonderungen stinken sehr. Dosierung: lokal in der Urtinktur anwenden. Innerlich von der Urtinktur bis C 200.

Hepar sulfuris (Kalkschwefelleber)

Akute Abszesse und Eiterungsprozesse nach versehentlicher Injektion des Impfstoffes in die Lymphbahnen. Es klopft in den entzündeten Lymphdrüsen. Hepar sulf.-Menschen sind meist verfroren und sehr berührungs- und schmerzempfindlich.

Malandrinum

(Nosode aus Pferdemauke)

Hochwichtiges Mittel bei Vereiterungen nach Impfungen. Pustulöse Ausschläge, dazu gesellen sich häufig Kopfschmerzen und heftige Schmerzen im Rückgrat. Es kann zu dunklem, stinkendem Durchfall kommen. Der Geist ist benommen, benebelt. Malandrinum soll Impfnarben beseitigen können. Chronisches Ekzem, bösartige Pusteln und Furunkulose. Es wurde früher von manchen Homöopathen[4] als wichtigstes prophylaktisches Mittel gegen die Pocken eingesetzt.

Kalium chloricum (Kaliumchlorat)

Die Impffolgen äußern sich im Mund durch Aphthen oder gräuliche Ulcera mit Speichelfluß sowie im Magen und auf der Magenschleimhaut. Gefühl von Druck in der Magen- und Lebergegend. Subakute Hepatitis. Neigung zu Durchfall mit reichlichen Stühlen und grünlichem Schleim. Erbrochenes ist grünlich.

Kalium muriaticum (KCl)

Dyspepsie. Subakute oder chronische Gastritis mit Leberinsuffizienz. Großer Appetit mit Unverträglichkeit von Essen, besonders von Fettem. Druck im Epigastrium mit Schläfrigkeit nach dem Essen. Aufstoßen mit fettigem Geschmack. Körperliche und geistige Schwäche mit Reizbarkeit.

---

4) P. Sankaran »Prophylactics in Homoeopathy«

Mezereum (Seidelbast)
Juckende Ausschläge und Ekzeme. Dicke Krusten, darunter Eiter. Juckreiz schlimmer durch Waschen. Ausschlag schlimmer durch Wärme.

Rhus toxicodendron (Giftsumach)
Ausschläge, erythematös oder bläschenartig. Ein heftiges, juckendes Brennen. Die Bläschen sind von einem dunkelroten Hof umgeben.

Sarsaparilla (Sarsaparillwurzel)
Juckende, trockene Hautausschläge oder Ausschläge mit scharfer Absonderung. Verschlimmert durch Waschen, feucht-kaltes Wetter und vor der Regel. Wärme verschlimmert den Juckreiz, beim Kratzen wechselt der Juckreiz die Stelle. Abmagerung mit faltiger Haut.

Silicea (Feuerstein, Siliciumoxid)
Fieber und Nervenreizungen. Gehirn- und Ohrenentzündungen. Geimpfter Körperteil schwillt an. Impfstelle infiziert sich. Es können sich Abszesse oder Geschwüre an der Achsel bilden. Bläschenartige Ausschläge an Ohren, Gesicht und Beinen. Ausschlag schuppig.

Gunpowder (Schießpulver)
Sehr schlechtes Allgemeinbefinden. Rezidivierende Abszesse oder Furunkel. Blutvergiftung. Wird in niedrigen Potenzen eingesetzt.

Variolinum (Pockennosode)
Neigung zu sehr schmerzhaftem Herpes. Pustulöse Ausschläge, schmerzhaft. Der Geimpfte fiebert und schwitzt, alle Muskeln tun ihm weh. Dabei hat er sehr heftige Schmerzen in der Lumbal- und Sakralgegend.

Vaccinum (Pockenimpfstoff)
Die Nosode aus dem Kuhpockenserum kann extrem chronisch verlaufende Impfschäden günstig beeinflussen sowie Depressionen und Psychosen. Nervös, unruhig, schlecht gelaunt, weinerlich, vergeßlich. Starkes Kopfweh, allgemeine Schwäche, Appetitverlust und Unverträglichkeit von Nahrungsmitteln. Die Lebenskräfte sind heruntergedrückt.

Thuja (Lebensbaum)
Thuja haben die Homöopathen bei den verschiedensten Auswirkungen von Impfungen benutzt. Es hat eine sehr depressive Wirkung auf die Lebenskraft und ist daher besonders wichtig bei den chronischen Folgen, wohl aber auch für akute Fieberschübe unklarer Genese als Impffolge. Zerschlagenheitsgefühl. Lebensgeister sehr geschwächt. Sehr quälende Bauchkrämpfe. Er kann nur krumm sitzen, Kinder strampeln viel und ziehen die Beine an den Leib.
Der Mensch wird ängstlich, emotional erregbar, verschlossen gegenüber Fremden; in sich gekehrt. Allgemeines Krankheitsgefühl mit Schwäche. Ausschläge, Ekzeme, Vereiterungen. Neuralgien. Kopfschmerzen. Entwicklungs- und Wachstumsstörungen. Drüsenschwellungen. Neigung zur Fettsucht, besonders an Becken und an den Hüften. Warzen, Kondylome, bräunliche Hautflekken. Erkältungsneigung, chronischer Schnupfen. Lähmungen. Verdauungsschwäche mit festsitzenden,hartnäckigen Blähungen. Lokaler Schweiß vor allem an unbedeckten Körperteilen.

Schutzmaßnahmen bei Pflichtimpfungen

Es gibt immer noch Länder auf der Welt, die bestimmte Impfungen vorschreiben. In Italien wird z.B. ab 1993 die genmanipulierte Hepatitis B-Impfung neben sechs anderen Impfungen zur Pflicht. Seit Beginn der Impfungen raten die Naturheilkundler und Homöopathen zu bestimmten Gegenmaßnahmen, um Gesundheitsschäden vorzubeugen.

Als erstes sollten alle Betroffenen über die Kontraindikationen aufgeklärt werden (siehe HR 3). Wenn alle Kriterien gewissenhaft beachtet werden, wird in vielen Fälle keine Impfung mehr durchführbar sein. Der Impfarzt ist vom Gesetzgeber, sowie ethisch und moralisch verpflichtet, eine *sorgfältige Untersuchung* des Impflings vorzunehmen. Nur ganz gesunde Menschen dürfen geimpft werden. Wenn der geringste Zweifel an der dafür notwendigen intakten Gesundheitslage aufkommt, muß die Impfung verschoben oder ganz zurückgestellt werden. Jeder Impfarzt, der das nicht beachtet sowie über mögliche Impffolgen nicht *aufklärt*, begeht eine Körperverletzung und macht sich strafbar. Es obliegt der Verantwortung der Eltern auf ihren Rechten zu bestehen.

Als in Deutschland noch Pflichtimpfungen existierten, gab der bereits erwähnte Naturheilarzt BILZ um die Jahrhundertwende den Rat, "die Impfstellen zur Reinhaltung der Wunden mit feuchter Watte oder einem feuchten Leinentuch sanft abzureiben, sodann sofort über dic Impfschnitte feuchte zwei- bis vierfache Kompressen von 18 °C und darüber ein wollenes Tuch zu legen. Diese Kompressen werden alle zwei Stunden erneuert, nachts nur beim Erwachen des Kindes. Will man ganz sicher sein, so lege man sofort nach der Heimkehr von der Impfung Dampfkompressen auf die Impfstelle und lege hinterher wieder feuchte Kompressen (Priesnitz-Umschläge) auf. Jeden dritten Tag gebe man dem Kind eine Ganzpackung (kleine Kinder erhalten ein Bad von 30 °C und werden dann in wollene Decken gehüllt), täglich warm baden und scharfe Speisen und Getränke vermeiden. Nach acht bis zwölf Tagen ist das Gift aus dem Körper entfernt."

Zusätzlich kann man diese Reinigungskur durch *Obstessen* auf nüchternen Magen unterstützen sowie durch »Ölziehen« (1 Eßl. Sonnenblumenöl 20 Minuten im Mund hin und her bewegen. Danach ausspucken und den Mund gründlich reinigen). Außerdem wird die entgiftende Wirkung der Kompressen und Abreibungen durch den Zusatz von einigen Tropfen *Echinacea* und *Thuja* Urtinktur verstärkt.

Ferner kann man **prophylaktisch homöopathisch** arbeiten, indem drei Tage vor der Impfung *Thuja LM 30* oder *C 200* täglich eine Gabe (2 - 3 Tropfen oder Globuli) gegeben wird. *Thuja* verstärkt die Lebenskraft.
Um etwaige psychische und körperliche Auswirkungen zu beseitigen, verabreicht

man die entsprechende *Nosode* der Krankheit gegen die geimpft wurde in der C oder D 200 bzw. LM 30 **nach der Impfung**; je nach der Impfwirkung dosieren.

Impffolgen und homöopathische Möglichkeiten

Am Beispiel der Tuberkulose-Impfung

Die BCG-Impfung wird routinemäßig in Westdeutschland nur noch in Schleswig-Holstein bei Säuglingen durchgeführt: innerhalb von 3 Tagen nach der Geburt. Damit kann das Kind schon schwer in seiner Gesundheit beeinträchtigt werden. Sie wird daher heute meist nur noch in Tbc-gefährdeten Familien empfohlen. Die klassische Verlaufsform dieser Krankheit mit ihrem jahrelangen Siechtum oder galloppierender Schwindsucht bis hin zum Tod ist heutzutage, zumindestens in unseren Breitengraden, selten geworden. Sie verläuft jetzt viel milder und oft stumm, d.h. die Krankheit heilt aus, ohne akut auszubrechen. Mindestens fünfzig Prozent der Tbc-Fälle sind heutzutage auch schulmedizinisch behandelbar.

Folgen der BCG-Impfung
Die BCG-Impfung kann tuberkulöse Meningitis auslösen. Gerade die impfbedingte Meningitis ist aber höchst gefährlich, wie alle Reaktionen allergischer Art nach Impfungen.
Auch aus homöopathischer Sicht ist eine Hirnhautentzündung nicht einfach zu behandeln.
Die Mittel, die am häufigsten dabei vorkommen, sind: Tuberculinum, Sulfur, Calcium carbonicum, Lycopodium, Silicea, Jodum, Mercurius.
Die BCG-Impfung löst das tuberkulinische Miasma aus und alle tuberkulinischen Schwächen kommen zum Vorschein. Die Hauptfolgen sind:
- Ständige Erkältungsneigung. Menschen, die nie richtig krank, aber auch nie richtig gesund sind.
- Rasende Kopfschmerzen von solcher Intensität, daß man davon verrückt werden könnte. Diese können bis zu einigen Jahren nach der Impfung auftreten, aber auch schon bei Säuglingen der Grund für unerklärliches Geschrei sein, wobei sich das Kind immer an den Kopf faßt.
- Rezidivierende Pneumonien und Bronchitiden
- Allergien der Atemwege
- Hauterkrankungen (Ekzeme)
- Kretinismus
- einseitige Lähmungen.

Behandlung der BCG-Impffolgen:

1. Das beste Antidot bei der BCG-Impfung ist *Tuberculinum*.

2. Bei Menschen, die ihrem Wesen nach als Grundmittel *Tuberculinum* bräuchten, paßt *Tuberculinum bovinum* gut.

3. Wo die Impfung schwere Infektionen der Atemwege ausgelöst hat, ist als Antidot manchmal *Carcinominum* angezeigt, besonders wenn *Tuberculinum* nach einer Weile nicht mehr wirkt.

4. Bei einer syphilitischen Belastung in der Familie (Trunksucht, Raucher, besonders in der Schwangerschaft) muß

nach *Tuberculinum* mit *Syphilinum* weiter behandelt werden.

5. Die *BCG-Nosode* kommt auch in Frage. Das Arzneimittelbild von BCG findet man bei Julian in seiner "Arzneimittellehre der Nosoden" und in den "Neueren homöopathischen Arzneimittelbildern".

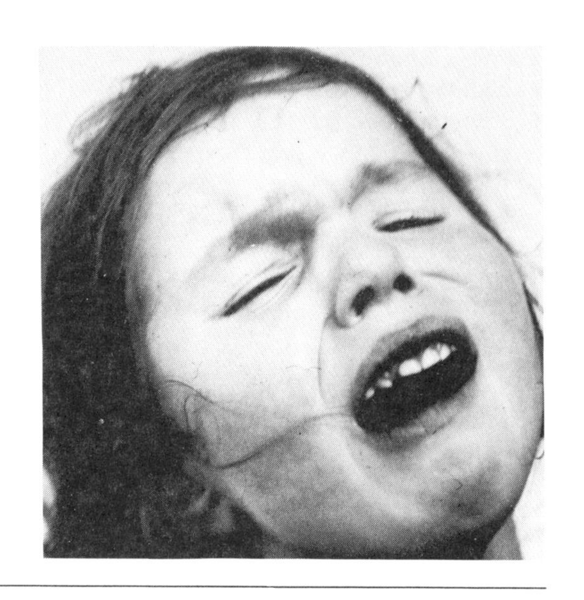

Kirstin B., Opfer der Oral-Virelon-Impfung gegen Polio. Anerkannter Impfschadensfall nach 6 1/2 Jahren Laufzeit.

Die Poliomyelitis - Kinderlähmung

Das Krankheitsbild

Betrachten wir den Krankheitsverlauf der gefürchteten Kinderkrankheit Polio. Denn nur wer sich wirklich über den Verlauf und die Gefahren dieser Krankheit informiert hat, kann sich selber eine Meinung bilden und eine wirkliche Verantwortung für sich oder sein Kind übernehmen. Oder wenn man nicht bereit ist, diese Verantwortung zu tragen, sie nach Aufklärung bewußt in die Hände des Arztes zu legen. Aus Unwissenheit oder einsuggerierter Angst sollte man nicht vorschnelle Entscheidungen fällen, die schlecht rückgängig gemacht werden können.
Poliomyelitis ist eine Viruserkrankung, die die vordere graue Masse des Rückenmarks befällt, aber auch auf die weiße übergeht. Die Entzündung führt zur Entartung und zum Schwund der erkrankten Partien. Die Inkubationszeit beträgt ca. neun Tage. Vorzugsweise werden Kinder zwischen 1 - 4 Jahren befallen. Erwachsene können aber auch daran erkranken. Es ist beobachtet worden*,**, daß es nach der Diphtherieimpfung zu schweren Poliomyelitiserkrankungen kommen kann. Auch Tonsillektomien (Entfernung der Mandeln) oder kranke Tonsillen wirken sich ungünstig auf den Verlauf von Polio aus.
Die Krankheit zeigt sich anfänglich entweder durch eine leichte Erkältung der oberen Luftwege oder durch Durchfall mit meningitischen Symptomen wie Nackensteifigkeit. Sie kann ohne weitere Fol-

*) Delarue »Impfungen der unglaubliche Irrtum« Hirthammer Verlag
**) Leon Chaitow »Vaccination and Immunisation«

gen mit diesem Stadium enden oder in das Lähmungsstadium übergehen. Dieses Stadium kann jedoch auch ohne das infektiöse Vorstadium sehr plötzlich auftreten, und hierin liegt die größte Gefahr dieser Krankheit. Die abends gesund ins Bett gebrachten Kinder wachen morgens mit Lähmungen auf, die auch auf das Atemzentrum übergreifen können.
Im Reparationsstadium kann es von allein zum völligen oder teilweisen Rückgang der Lähmungen kommen, ohne den Einsatz von Medikamenten.
Im 4. Stadium, den trophischen Störungen, zeigen sich nach 1 bis 1 1/2 Jahren die Dauerschäden der Krankheit. In den letzten 12 Jahren hat es in Deutschland bei Deutschen keine Kinderlähmung mehr gegeben, außer impfbedingte.

Homöopathische Schutzmöglichkeiten

Die Homöopathie bietet uns für jedes Stadium verschiedene Möglichkeiten. Angefangen mit der Prophylaxe (Vorbeugung) bis zur erfolgreichen Behandlung der Krankheit in ihren verschiedenen Stadien.

1. Ein Kind, das gut homöopathisch behandelt worden ist, bekommt immer mehr Zugang zu seiner **Seele** und ist dadurch von vornherein geschützt. Denn je mehr man in Einklang mit seiner Seele lebt, desto weniger gibt es einen Grund krank zu werden. Oder mit anderen Worten ausgedrückt, das Kind hat gute und stabile Abwehrkräfte entwickelt.
2. Bei erhöhter Ansteckungsgefahr durch Epidemien oder sporadischem Auftreten der Krankheit gibt es die spezifische homöopathische Vorbeugung. Die Pflanze *Lathyrus sativus* schützt, nach über 80jähriger Erfahrung von Homöopathen (GRIMMER, SHEPHERD, BOND), zuverlässig vor Polio. Die Erfahrungen von Grimmer erstrekken sich über 30 Jahre bei Tausenden von Fällen. Heutzutage benutzen wir statt Lathyrus sativus die Polionosode als Prophylaxe (siehe HR 4 "Impfen")
3. Bei der sehr seltenen tödlichen Verlaufsform kann die Todesgefahr durch den rechtzeitigen und richtigen Einsatz der Homöopathie gebannt werden, sofern es Gottes Wille ist.
Wichtige Mittel bei dieser Verlaufsform: *Belladonna*, *Lathyrus*, *Glonoinum*, *Aconit*, *Stramonium*, *Hyoscyamus*, *Stramonium*, *Solanum*.
4. Die **gefürchteten Lähmungen** werden von Homöopathen meist nicht erlebt, da eine reine homöopathische Therapie in der Regel, abhängig vom menschlichen Faktor (Therapeut und Patient), in kürzester Zeit zur Heilung führt. Es bleiben keine Folgen bzw. es treten erst gar keine auf (GRIMMER, ZWEIG).
5. In Fällen, wo es zu Lähmungen kommt, gibt es viele homöopathische Mittel, die, nach dem Ähnlichkeitsgesetz eingesetzt, ausheilen. Die wichtigsten Mittel für dieses Stadium sind: *Causticum*, *Cocculus*, *Lathyrus*, *Arnica*, *Phosphor*, *Plumbum*, *Rhus tox.*, *Belladonna*, *Arsen*, *Alumina*, *Zincum*, *Gelsemium*, *Nux* und *Ignatia*. Ferner *Sulfur*, *Calcium* und seine Salze, *Silicea*, *Tuberculinum* und *Psorinum* (GRIMMER).
6. Auch Lähmungen, die lange zurückliegen, sind heilbar.

Quellen:
Zweig »Nervenkrankheiten«, Sonntag Verlag.
Shepherd »Magic of Minimum Dosis«

Die Polionosode

Die Polionosode wagt den gleichen Stellenwert wie die wichtigen Nosoden (Tuberculinum, Psorinum usw.) zu beanspruchen. Sie gehört zu den Mitteln, die erst in jüngster Zeit in die Homöopathie eingeführt worden sind. Sie spielt, wie die anderen Impfnosoden, eine wichtige Rolle bei der Behandlung vieler neuer Krankheiten, wie Neurodermitis, Heuschnupfen, Allergien, Multiple Sklerose, Alzheimer'sche Krankheit, Autismus und AIDS. Darüber hinaus verspricht sie uns Wunder für die Behandlung von manchen tiefen seelischen Problemen.

Die Impfnosoden wurden in die Homöopathie aufgenommen, ohne daß Prüfungen durchgeführt worden sind und konnten nur nach empirischen Prinzipien eingesetzt werden. Unseres Wissens gibt es so gut wie keine Literatur über die Polionosode; nur RECKEWEG erwähnt sie als Mittel gegen Paresen, besonders schlaffe; Fieber mit Gliederschmerzen, Kopfschmerzen, Multiple Sklerose und amyotrophe Lateralsklerose. CORNELIUS gibt in seinem Buch "Nosoden und Begleittherapie" *Sagitario sagitifolia* als Begleitmittel zur Polionosode an.

Der Begriff Nosode stammt vom griechischen Wort "nosos" = Krankheit. Er gehört ausschließlich zum homöopathischen Wortschatz. Nosoden sind homöopathische Medikamente, die aus dem Krankheitsprodukt hergestellt werden. Der Begriff ist insofern erweitert worden, als daß Potenzierungen von Viren und Bakterien auch als Nosoden bezeichnet werden.
Die Polionosode wird durch Rückenmarkspunktion aus dem Liquor von Poliokranken hergestellt.

Manipulation durch Impfen
Betrachten wir zuerst die Hintergründe von epidemischen Krankheiten wie z.B. Kinderlähmung. Alle diese Krankheiten sind das Resultat einer Fehlfunktion im menschlichen Geist. Wenn die Auswirkungen dieses Fehlverhaltens ein großes Ausmaß in unserer Umwelt annehmen, sind die Folgen auf der materiellen bzw. körperlichen Ebene nicht mehr vermeidbar. Die Krankheit bricht überall aus und verbreitet sich, bis die Menschheit langsam lernt, die Ursachen zu beseitigen. Durch die Überwindung des Hungers und durch das Einführen besserer hygienischer Verhältnisse sowie durch die Beseitung anderer Mißstände konnten, z.B. die Pocken und die Pest überwunden und andere Krankheiten verringert werden. Die Geschichte der Impfungen und Infektionskrankheiten zeigt, daß die Impfungen gerade dann eingeführt wurden, als die Krankheiten am Ausklingen waren (HR 3, Dr. Buchwald). Es wird praktisch ein Krankheitsmuster eingeimpft, dessen Zeit vom natürlichen Verlauf her schon abgelaufen ist. Dadurch sind die negativen Auswirkungen besonders tra-

gisch. Dieses Verhalten ist wohl typisch für unsere Zeit. Insofern paßt die maßlose Impferei zu dem momentanen vorherrschenden geistigen Zug von Umweltzerstörung, Mißbrauch der Atomkraft usw. Wenn sich die wirklichen Gründe einer Krankheit langsam herauskristallisieren, leistet der Mensch häufig noch einmal einen letzten großen Widerstand und möchte an eingefahrenen Verhaltensmustern festhalten. Folglich greift der Mensch zu unterdrückenden Maßnahmen (Impfen). Die Auswirkungen solcher Unterdrückungen sind dann vielfach im geistigen und seelischen Bereich zu finden, je nach Veranlagung manchmal auch stark im Körperlichen.

Die in der Auflösung befindliche Krankheit wird durch Impfungen wieder tiefer eingeprägt. Da diese Einprägung nicht im "Plan der Natur" vorgesehen war, sondern künstlich gesetzt wurde, sind auch die Auswirkungen nicht so leicht zu beheben.

Diese Art der Manipulation, der Spielerei mit Naturgesetzen, verstärkt die entsprechende geistige Veranlagung, die hinter der Krankheit steckt. Dadurch entsteht eine subtile oder offensichtliche Behinderung im seelisch-geistigen Bereich. Jetzt ist der Mensch gezwungen mühsam und langsam, manchmal unter sehr harten Bedingungen, die Lektion zu lernen, die er vorher hätte freiwillig lernen dürfen.
Diese unterdrückenden Maßnahmen betreffen nicht nur die Geimpften, sondern die ganze Menschheit. Die ganze Menschheit wird durch dieses Krankheitsmiasma künstlich geprägt (Impfmiasma), da die Geimpften Krankheitsüberträger sind und deshalb die Nichtgeimpften gefährden (siehe Homöopathischer Ratgeber Nr. 3).

Die Entstehung von wirklicher Immunität

Daher sind die Nosoden von Krankheiten, gegen die geimpft wird, nicht nur höchst wichtig für die Behandlung von Impfschäden und zum Entblockieren von Geimpften, sondern auch für die Nichtgeimpften. Wenn wir die positive Seite der ganzen Impferei betrachten, können wir sagen:
Lernprozesse, die unter erschwerten Bedingungen erfolgreich durchgeführt werden, bringen die Betroffenen sehr weit in ihrer Entwicklung und machen sie extrem stabil und widerstandsfähig. Hierdurch entsteht wirkliche Immunität.

Es ist vielleicht ein Trost für diejenigen Menschen, die noch unter Impfzwang zu leiden haben, daß es möglich und notwendig ist an den Impfungen wachsen und stark werden zu können. Ein starker Geist kann sogar von vornherein gegen das Gift immun sein.

Die Polionosode wird hauptsächlich eingesetzt, um die körperlichen und psychischen Blockaden und Schädigungen, die durch die Polioimpfung entstanden sind, aufzulösen. Wir wollen besonders die Auswirkungen dieser Nosode auf die Psyche zeigen. Nach dem Ähnlichkeitsprinzip (Ähnliches wird durch Ähnliches geheilt) muß ein Heilmittel theoretisch die Zustände, die es beim Kranken zu heilen vermag, auch beim Gesunden produzieren können. Durch die Heilung von Verhaltensstörungen mit Hilfe der Polionosode können diese als Folge von Impfungen nachvollziehbar werden. Um diese Zusammenhänge zu verstehen, müssen wir wissen, *wie ein Arzneimittelbild erstellt wird*:

1. Durch die Arzneimittelprüfung.
2. Aus den Krankheitssymptomen.
3. Aus der Toxikologie.
4. Durch die Klinik (Heilung von Symptomen).

Anhand der vier Punkte haben wir das Arzneimittelbild der Polionosode erarbeitet.
Bei folgenden Fallbeispielen geht es vor allem um die psychischen Störungen, welche durch eine Impfung ausgelöst werden. Die Heilung dieser Störungen durch homöopathische Impfnosoden bestätigt eindrucksvoll die schädlichen Wirkungen von Impfungen. An diesen Fällen wurde eine seit der Impfung bestehende Therapieresistenz durch die Nosode aufgehoben.

Fallbeschreibungen

---

1. Platzangst, die Angst nicht mehr nach Hause zu kommen:

Drei Jahre nach einer Schluckimpfung wurde eine Klaustrophobie im 18. Lebensjahr bei einem heute 35jährigen Mann manifest.
Da sich der Mann schon lange Zeit, bevor er zu uns kam, in homöopathischer Behandlung befand, ohne daß diese Angst in irgendeiner Weise günstig beeinflußt wurde, vermutete ich eine Blokkade. Er litt unter der panischen Angst, aus einem Raum nicht mehr heraus zu kommen. Kino-, Theater- oder Friseurbesuche waren für ihn undenkbar. Das Zugfahren gestaltete sich für ihn äußerst schwierig. Selbst ein Besuch bei Freunden kostete ihn große Überwindung; es ging nur, wenn sein Auto draußen direkt vor der Haustüre stand. Auch bei Spaziergängen war es ihm unmöglich, sich aus der Sichtweite seines Autos zu entfernen. In solchen Situationen war sein Auto ein Zufluchtsort, der ihm Sicherheit und Geborgenheit vermittelte. Er hatte Angst vor Fremden und dementsprechend schwer fiel es ihm neue Kontakte zu knüpfen. Lange Ausflüge konnte er deshalb schon nicht unternehmen, weil er Schwierigkeiten hatte, außerhalb seiner Wohnung eine andere Toilette zu benutzen. Auch Bergtouren und Reisen waren aus diesem Grunde unmöglich für ihn.
Seine Beschwerden begannen im Alter von 15/16 Jahren, als er plötzlich nahezu ohnmächtig in der Schule wurde. Von da an war jede Schulstunde ein Streß für ihn, da er unter der panischen Angst litt, nicht wieder aus der Klasse herauszukommen. Drei Jahre später erhielt er seine letzte Schluckimpfung. "*Ich weiß noch sicher, daß es mir in der Zeit nach der Impfung relativ schlecht ging.*"
Die Impfung hatte offensichtlich seine schon vorhandenen Beschwerden tiefer eingeprägt und dadurch wurde die bisherige homöopathische Therapie blockiert. Als Kind hatte er im Übrigen eine starke Milchallergie; dies alleine kontraindiziert Impfungen.
Am 5. März 1990 nahm er die erste Gabe

Polionosode D 200. Am 15.03.90 schreibt er: "*Die Tendenz scheint positiv zu sein. Es gab wieder eine Schlüsselsituation, in der ich früher sicher Panik gehabt hätte (Geburtstag eines Freundes mit entsprechenden Verpflichtungen). Es gelang mir sogar, mir den Rückweg nach Hause mit einem Glas Wein zu verbauen und mich in mein Auto zum Schlafen zu legen. Vor kurzer Zeit wäre das nahezu undenkbar gewesen.*"

16.03.90: "*Mir fällt auf, daß ich seit Beginn der Einnahme in der Früh weniger warm dusche.*"

20.03.90: "*Die Tendenz der Polionosode ist eindeutig positiv. Ich fahre jetzt häufiger zu einem Freund ins Nachbardorf, um mit unseren Hunden Spaziergänge zu machen. Früher war das für mich ein Problem: Mich gemeinsam mit anderen irgendwo aufzuhalten, wo ich nicht umgehend die Möglichkeit haben würde, mich zurückzuziehen. Ich bin richtig gespannt darauf, was jetzt als nächstes noch ablaufen wird.*" Er kann längere Autofahrten machen und hat sogar richtig Spaß daran.

28.03.90: "*So sehr es mir widerstrebt, positive Tendenzen zu beschreiben und sie damit zu beeinflussen (reiner Aberglaube) ist es doch an der Zeit, die gute Entwicklung seit Beginn der Einnahme der Polionosode festzuhalten. Am Entscheidensten ist sicher die Veränderung meiner Verdauung. Die Neigung zu Blähungen ist fast verschwunden, und die Tendenz zu einem sehr starken Stuhldrang ist ebenfalls weg. Die Verdauung läuft eher zu langsam. Das ist mir aber ganz recht so. Nicht mehr festzustellen ist insbesondere der Stuhldrang vor Streßsituationen, vor Situationen, die eigentlich gar keine Belastung darstellen sollten, es in der Vergangenheit aber immer taten.*"

23.04.90: Erster Theaterbesuch seit Jahren.

27.04.90: Zweite Gabe Polionosode C 500, da die Wirkung der 1. Gabe etwas nachließ.

17.05.90: Auf das Mitttel trat eine kurzfristige Verstärkung der Symptome auf (Heilreaktion) mit anschließender Besserung, die sich bis heute noch wesentlich gesteigert hat.
Seit Einnahme der Polionosode hat sein Leben eine deutliche Wende gemacht. Die Klaustrophobie ist nahezu weg.

Zwei Jahre später: Die Angstzustände haben sich mit der Polionosode so gut wie völlig aufgelöst. Die Nosode brauchte nicht wiederholt zu werden.

Zusammenfassend läßt sich sagen, daß die Polioimpfung bei diesem Menschen, bei dem eine Allergiebereitschaft sowie zeitweise eine Neurodermitis vorlag, die Grundstrukturen sehr verfestigt hatte. Sie hinterließ bei ihm eine Art Lähmung auf psychischer Ebene. Er wurde von der Angst beherrscht in bestimmten Situationen (Menschenmenge, Friseur) nicht entkommen zu können. Dazu hatte er ein starkes Sicherheitsbedürfnis. Mit der Polionosode wurden die Denkmuster der Angst aufgelöst, die sich um den Geimpften wie ein Käfig (Platzangst) aufgebaut hatten. Er war gefangen in seinem eigenen, angstorientierten Lebensmodell.

Impfungen sind ein Produkt angstbesetzten Denkens und sie multiplizieren die Strukturen der Angst in uns.

Angst macht krank. Diese emotionale Blockade wirkt sich später auf der körperlichen Ebene als Krankheit aus.

Bei vielen geimpften *allergiekranken* Kindern, die wegen ihres Klammerns an der Mutter, die Polionosode bekommen, sieht man die Ängste vor dem Alleingelassenwerden schnell verschwinden. Sie können bei sich sein, haben weniger Ängste, brauchen nicht ständig jemanden um sich zu haben und werden kontaktfreudiger. *Neurodermitis* hat einen sehr starken Bezug zur Polioimpfung.

Selbst bei schweren körperlichen Schäden ist die Beweisführung, daß diese Schäden ursächlich auf eine Impfung zurückzuführen sind, äußerst schwierig. Wie können dann erst die unzähligen psychischen Störungen und seelischen Schädigungen ursächlich mit einer Impfung in Zusammenhang gebracht werden?

2. Den Kontakt zu sich selbst wiedergefunden

Daß dies mit Hilfe der Homöopathie möglich ist, versucht auch die folgende Geschichte eines geimpften Mädchens (17 Jahre) aufzuzeigen. Ihre Neurodermitis wurde wesentlich durch die Polionosode gebessert. Aber in erster Linie geht es hier um die tieferen, seelischen Prozesse, die durch die Polionosode ausgelöst wurden. Die Patientin beschreibt im Folgenden genau die Veränderungen ihres Befindens über einen Zeitraum von 23 Tagen seit der einmaligen Gabe der Polionosode D 200.

"Noch am selben Tag empfand ich alles einfacher, klarer und feiner. Das ist bis jetzt geblieben. Es ist, als ob mir jetzt vieles eindeutiger vor Augen stünde. Ich bin auch nicht mehr diesen starken Gefühlsschwankungen unterworfen, sehe nicht mehr die gewöhnlichsten Dinge in schillernden Farben, sondern eher gemäßigt. Dadurch habe ich jetzt mehr Vertrauen in mein Urteilsvermögen. Ich glaube, ich bin auch verantwortungsbewußter geworden.
Am Abend des ersten Tages hatte ich beim Spazierengehen kurz heftige Rückenschmerzen, seither nicht mehr. Am nächsten Tag bin ich mit krampfartigen Bauchschmerzen und leichten Blähungen erwacht. Das Bauchweh wurde besser durch Liegen auf dem Bauch. Die Schmerzen verschwanden kurze Zeit nach dem Aufstehen wieder.
Die juckenden Bläschen an der Hand bzw. an den Fingern waren für ca. 2 Wochen ganz weg. Danach sind sie wieder gekommen, allerdings um einiges weniger juckend.
Ich habe kurz nach der Mitteleinnahme juckende, aber trockene Ekzeme bekommen, die ich jedoch nicht als sonderlich schlimm empfand, die also mein Wohlbefinden kaum beeinträchtigt haben. Sie begannen an Hals und Schultern, waren teilweise an der Innenseite der Arme, dann an Ellbogen, Rücken und am Kinn. Sie jukken nur kurzzeitig, jedoch dann heftig. Der Juckreiz tritt manchmal nach dem Essen auf, manchmal genau beim Aufstehen in

der Früh, immer nach dem Baden/Duschen. Bevor ich meine Tage hatte, war das Ekzem am schlimmsten. Momentan ist es ziemlich gut abgeklungen."

"Meine Periode habe ich zwei Wochen verspätet bekommen. In den etwa fünf bis sieben Tagen davor habe ich mich nicht gut gefühlt, wie ich das von früher her kenne. Ich habe noch stärker als jetzt auf jede Hektik, Unzufriedenheit, Kritik, Aggression etc. reagiert; ich war zeitweise ziemlich reizbar gegenüber meinen Freunden. Ich war eher pessimitisch, antriebslos, depressiv. Außerdem war ich äußerst schreckhaft. Ich war in einer eher melancholischen Stimmung, vielleicht auch wegen des ständig schlechten Wetters. Alle diese Symptome waren gleich besser als ich meine Periode bekam.

In der darauffolgenden Nacht war folgendes: Ich bin um vier Uhr aufgewacht mit starken Bauchschmerzen. Ich war geistig hellwach und unruhig. Die Schmerzen waren bald weg, weil ich aufgestanden bin, aber dann bin ich sehr müde geworden. Ich hatte Blähungen; ich wollte aufs Klo gehen, wie bei Durchfall, hatte aber einen sehr harten Stuhl. Erst vier Stunden später konnte ich wieder einschlafen. Ich war den ganzen Tag lang unruhig.

Die Schlafstörung ist wohl einer Tasse Kaffee zuzuordnen, aber die Bauchschmerzen und der Stuhlgang wohl eher der Polionosode. Insgesamt ist mein Schlaf in den letzten Wochen tief und gut. Auch meinen Appetit empfinde ich als relativ normal und geregelt, bis auf die Woche vor der Menstruation, als ich sehr viel, besonders Fettes, gegessen habe. Auch das ist schon oftmals so gewesen."

Eifersucht

Drei Monate später gibt sie einen weiteren Bericht über die Wirkung der Polionosode. "*Die Nosode hat bei mir bewirkt, daß ich Lob und Anerkennung besser ertragen kann.*" (Das ist um so auffälliger, da sie zu den Klassenbesten zählt.) "*Bevor die Nosode bei mir gewirkt hat, konnte ich keine Form der Eifersucht bei mir ertragen. Schon der Gedanke, ich könnte jemanden durch mein Handeln oder durch meine Worte eifersüchtig machen, ließ mich manchmal in Passivität verfallen. Tatsächlich waren auch zwei ganz enge Freundinnen von mir in der Zeit bevor ich die Polionosode genommen habe, sehr eifersüchtig auf mich und aufeinander wegen mir. Jedenfalls kann ich jetzt viel besser mit Eifersucht umgehen. Ich habe keinerlei Schuldgefühle mehr, wenn jemand Neid oder Eifersucht empfindet und das heißt zum Glück auch, daß ich mich durch Eifersucht nicht mehr unter Druck setzen lasse.*"

Auch sie selber hat ihre Eifersucht besser im Griff. Vor der Einnahme der Polionosode hat sie dazu geneigt, überempfindlich auf die Bedürfnisse der anderen zu reagieren und ihre eigenen nicht mehr wahrzunehmen. Manchmal jedoch wollte sie auf niemanden mehr eingehen und war zwanghaft ichbezogen, wobei sie sich ebenso unwohl fühlte.

Auch Louise L. HAY gibt in ihrem Buch "Heile deinen Körper - seelisch-geistige Gründe für körperliche Krankheiten" als wahrscheinlichen Grund bei Kinderlähmung an: "Lähmende Eifersucht. Verlangen, jemandem Einhalt zu gebieten."

Autistisches Verhalten

Weiter berichtet die Patientin: "*Eine weitere wichtige Veränderung, die ich der* Polionosode *zuschreibe, ist, daß mir klar wurde, wie ich mir ungewöhnlich viele Gedanken mache über mein Wirken, also über all das Handeln und Sprechen, welches verändernd wirkt (auf andere oder eine Situation). Ich kann mich noch genau daran erinnern, daß ich schon als Kind manchmal am liebsten in völlige Passivität verfällen wäre und mir jegliche Möglichkeit, auf eine Situation einzuwirken gerne genommen hätte, nur um zu sehen, was ganz unabhängig von meinem Zutun oder Dasein geschieht. Immer hätte ich gerne erlebt, wie sich andere verhalten ganz von allein und nicht, was sie genau nur zu mir sagen und für mich tun. Oft empfand ich es als extrem unangenehm, daß es unmöglich ist, auch nur einen kurzen Moment ausschließlich zu sein und absolut nichts zu bewirken. Wie gesagt ist mir das alles nach Einnahme der Polionosode zum ersten Mal besonders aufgefallen.*"

Die Beschreibung ihres Zustandes erinnert sehr an autistisches Verhalten.

Danach bekam sie eine Gabe Zeckenbißfiebernosode, da die Neurodermitis nach der FSME-Impfung erst richtig schlimm wurde. Sie hat das Gefühl, daß die Polionosode nach der FSME-Nosode noch besser wirken kann. Erst danach hat sie "*wirklich ein gutes Gefühl dabei handeln zu können*". Der Handlungsunfähigkeit liegt ja auch eine Art Lähmung auf psychischer Ebene zugrunde.

Wie kann man sich diese Beobachtung der Patientin erklären? Ist es purer Zufall oder liegt eine besondere Bedeutung dahinter? Im Gegensatz zur herkömmlichen Medizin gibt es in der Homöopathie bestimmte Regeln, die bei der Therapie beachtet werden müssen. Diese Regeln sind aus den Gesetzmäßigkeiten, die jeder Heilung zugrunde liegen, abgeleitet worden.

Eine Heilung verläuft immer in der umgekehrten chronologischen Reihenfolge, wie die Krankheit entstanden ist. Die Krankheiten, die zuletzt entstanden sind, müssen als erste behandelt werden.

Die Patientin litt zwar schon lange an Neurodermitis, doch auffällig schlecht wurde die Krankheit erst nach der Zekkenimpfung. Die Zeckenbißfiebernosode als erstes zu geben, wäre theoretisch das Beste gewesen. Doch damals, als die Patientin die Behandlung anfing, waren mir nur die Auswirkungen der "Polioschutzimpfungen" bewußt und kamen mir wichtiger vor. Jedenfalls zeigt diese Behandlung sehr deutlich, daß die Polionosode noch besser wirken konnte, nachdem die Blockade durch die später gegebene FSME-Impfung aufgelöst wurde.

Polionosode verhalf zum Durchbruch

Auch ihre langjährigen Menstruationsbeschwerden verschwanden. Die Periode verlief noch *nie* so unproblematisch ohne den geringsten Anflug von Bauchweh seit dem Einsatz der beiden Nosoden. Selbst in den Tagen davor fühlte sie sich völlig normal, eher glücklich, früher war sie dann depressiv. Allerdings hatte sie nun Verstopfung beim Einsetzen der Periode.

Abschließend stellt die Patientin fest, daß sie im Laufe ihrer homöopathischen Behandlung schon einige Mittel bekommen hat, aber keins hat sie so sehr *in*

Kontakt mit sich selbst gebracht, wie die Polionosode. Sie spricht direkt von einer durchbruchartigen Wirkung und meint, daß ihr die Nosode genau im richtigen Moment gegeben worden ist.

Fallauswertung:
Die Polioimpfung hat dieses Mädchen im seelischen Bereich sicher sehr blokkiert, was durch die FSME-Impfung wesentlich verstärkt wurde. Durch die Einnahme der Nosoden konnten diese Blokkaden wieder aufgelöst werden. Ähnlich wie sich die letzte Impfung (FSME) im körperlichen Bereich niederschlug (Ausbruch der Neurodermitis), muß sich die erste Impfung (Polio) auf die Psyche des Mädchens ausgewirkt haben. Erstaunlich ist in diesem Zusammenhang, welche frühkindlichen Erinnerungen durch die Nosode ausgelöst wurden.

3. CHRONISCHE SCHWÄCHE

Auch andere Patienten berichteten mir, sie hätten erst nach der Verabreichung der *Polionosode* einen richtigen Durchbruch erlebt. In der Nacht nach der Einnahme der Polionosode träumte eine junge Frau, sie würde, wie von einem Schwimmbeckenrand in ein tiefes, ruhiges Wasser fallen. Sie fällt und fällt und kann sich nicht dagegen wehren. Als sie den tiefsten Punkt erreicht, geschieht eine plötzliche Wandlung, eine große Befreiung. Voller Lebensbejahung drängt es sie nun aus eigener Kraft wieder die Wasseroberfläche zu erreichen. Sie taucht wieder auf und fühlt sich wie neu geboren. Dieser Traum war so eindringlich, daß sie mitten in der Nacht ihren Mann weckte, um ihm von dem befreienden Gefühl zu erzählen.

Ab dem Zeitpunkt fühlt sie eine neue, nie gekannte Kraft in sich. Diese junge Frau, von Natur aus ein zartes, schwaches Persönchen, hatte ihr erstes Kind nie richtig tragen können. Nun war sie im dritten Monat wieder schwanger und nach der Einnahme der *Polionosode* hatte sie plötzlich so viel Kraft, daß sie sogar ihr 2jähriges Kind tragen konnte. Endlich konnte sie auch den Mut aufbringen, einer bestimmten Person ihre Meinung zu sagen. Die Frau vermutet einen Zusammenhang zwischen der Wirkung der Polionosode und der Fähigkeit seitdem ihren Weg mit großer innerer Entschlossenheit gehen zu können.

4. MORBUS BECHTEREW

Diese relativ häufige, chronisch entzündliche Wirbelsäulenerkrankung gewinnt zunehmend an sozialer Bedeutung wegen der vorzeitigen und dauernden Invalidität. Sie gehört zu den entzündlichen Erkrankungen des Knochen-Gelenk-Systems, ohne daß bis heute ein Erreger nachgewiesen werden konnte. Klassifiziert als solche ist die Krankheit erst seit Anfang dieses Jahrhunderts.
In der Vorgeschichte eines 30jährigen an Bechterew erkrankten Mannes tauchten gleich mehrere "Zwischenfälle" nach Impfungen auf.
Auf die erste Pockenimpfung bekam er hohes Fieber.
Mit 13 - 14 Jahren reagierte er auf eine Grippeimpfung mit einem steifen Arm.
Mit 14 Jahren erkrankte er schwer an Mumps. Gleich im Anschluß an Mumps wurde er gegen Polio geimpft (Rekonvaleszenzzeit gilt als Kontraindikation einer Impfung; dies steht ausdrücklich auf dem Beipackzettel)

Als er in homöopathische Behandlung kam, konnte er ohne Schmerzmittel nicht leben. Schon einen Monat nach Therapiebeginn brauchte er keine Schmerzmittel mehr. Nach einem Jahr wirkte sein Konstitutionsmittel jedoch nicht mehr so gut. Jetzt bekam er eine einmalige Gabe der Polionosode in der 500ten Potenz. Dadurch war er einen Monat lang völlig beschwerdefrei.

Ein Jahr später: Die Krankheit erforderte einige andere homöopathische Mittel und ist weitgehend eingedämmt, aber noch nicht völlig geheilt, jedoch wurde eine bevorstehende Operation überflüssig. Bemerkenswert ist die starke heilsame Wirkung der Polionosode. Sie wirkte gleichzeitig als Heil- und Antiblockademittel.

5. SCHLAFSTÖRUNGEN

Ein 3jähriges Neurodermitis-Kind schreit alle Stunde in der Nacht hysterisch. Es läßt sich nur von der Mutter beruhigen und es möchte nur im Bett der Mutter schlafen. Es bekommt die Polionosode in der LM-Potenz, die alle vier Tage wiederholt wird und schläft nach der ersten Gabe *Polionosode* allein in seinem Bett. Es schläft jetzt nach Mitternacht durch, und die Haut ist fast erscheinungsfrei, obwohl keine spezielle Allergiediät gemacht wird. Diese positive Entwicklung hielt aber nicht dauerhaft an. Es ist, als ob eine Sperre, die im Weg stand, beseitigt wurde und nun die nächste Schicht von Störungen besser angegangen werden kann.

6. UNSELBSTÄNDIGKEIT

Ein Junge, der mit sechs Jahren noch sehr an seiner Mutter klebt, wird durch die Polionosode in vieler Hinsicht selbständiger. Er geht jetzt allein einkaufen und unternimmt nachmittags allein etwas.

7. NEPHROTISCHES SYNDROM

Ein Kind reagierte auf die zweite Polio-Diphtherie-Tetanus-Impfung mit einer riesigen, harten Schwellung an der Einstichstelle. Es dauerte Monate, bis die Schwellung verschwand. Viele Jahre später war immer noch ein roter Fleck zu sehen. Die dritte DPT-Impfung wurde trotzdem gegeben. Mit 3 1/2 Jahren entwickelte sich ein Nephrotisches Syndrom. Auf eine Gabe *Polionosode* verringerte sich die Eiweißausscheidung im Urin und das Kind wachte statt viermal nachts nur noch einmal auf. Die Besserung jedoch hielt nicht lange an.

8. DURCHFALL VOR ERWARTUNGSSPANNUNG

Bei einer 37jährigen Frau wurde der seit Jahren bestehende Stuhlgang vor unbedeutenden Verabredungen, kleinen Anlässen etc. durch die *Polionosode* geheilt. Ansonsten bestand Verstopfung. Durch die Nosode regulierte sich der Stuhlgang und der Stuhl wurde wieder weicher.

Gemüt: Reizbar; schwer von Verstand - muß sich sehr bemühen, den anderen zu verstehen, versteht zwar die Worte, aber nicht den Sinn, langsam im Denken. Es fehlen die Worte, Gedanken verschwinden schnell wieder. Zustand der Verdummung und Verblödung, der einen gar nicht mehr erschrickt. Vom Gefühl her wäre es möglich, völlig zu verblöden. Am liebsten sitzt man da und schaut den anderen zu, z.B. den Passanten auf der Straße, fernsehen, Kino.
Stärkerer Ordnungssinn, möchte es schön aufgeräumt haben.
Vergeßlichkeit, geht in ein Zimmer, um was zu holen und weiß nicht mehr, was es war.
So wenig Energie, daß Schwierigkeiten beim Sprechen auftreten.
Ein Kind weint und jammert stundenlang wegen Kleinigkeiten. Es läßt sich durch nichts beruhigen; es könnte noch zwei Monate weinen, sagt das Kind.
Kopf: Dunkles Gefühl im Schädelbereich, wie eine Klammer im Hinterkopf.
Ohr: Rechte Ohrmuschel entzündet, rot, geschwollen, Bläßchenausschlag, juckend; linke Ohrmuschel juckt.
Mund: Schlechter Mundgeschmack; trockenes rauhes Gefühl, besonders Zunge (wie nach Rhabarber).
Zähne: Zahnschmerzen, dumpf, im7er unten rechts im plombierten Zahn.
Bauch: Bauchkrämpfe um und unter dem Nabel.
Magen: Übelkeit vom Magen mit heftigem Aufstoßen, was die Übelkeit erleichtert.
Gleichgültigkeit gegenüber Nahrungsaufnahme.
Trinkt nicht, obwohl Durst da ist. Hunger, aber ißt nicht. Selbst bei Magenknurren ist es möglich, den Hunger zu ignorieren bzw. unmöglich zu essen.
Mastdarm: Akuter Durchfall verschwindet durch das Mittel, chronischer Durchfall wird durch das Mittel wesentlich gebessert.
Blähungen auf Chinakohl und Fleisch.
Genitalien, weiblich: Schwächegefühl im Uterus, wundes Gefühl in den äußeren Genitalien, als ob was sehr stark nach unten drängt, Gefühl, unten ganz offen zu sein, als ob alles herausfallen könnte. Gefühl, als ob die Periode kommt; extrem schmerzhafte Periode mit Uteruskrämpfen - muß sich ins Bett legen.
Fluor: reichlich und eitrig.
Rücken: Nach leichter Gartenarbeit extrem erschöpft mit Schmerzen im Kreuz und oberen Beckenbereich.
Extremitäten: Müde Beine, besonders Unterschenkel, kurze Momente eines lähmenden Gefühls in den Beinen. Die Möglichkeit einer Lähmung in den Beinen und in den Unterarmen wird einem deutlich.
Kribbeln im linken Bein. Das Symptom - beim Sitzen auf einem Stuhl fing das linke Bein durch den Druck der Stuhlkante an zu schmerzen - wurde kurzzeitig besser.
Schlaf: früh aufwachen, wie gelähmt daliegen, nicht aufstehen können.
Träume: Realistisch, erinnerlich, zwei Sachen bekämpfen sich. Verfolgungsträume, Träume von starkem Ausfluß bei einer Prüferin. Vergißt den Traum kurz nach dem Aufwachen.

Haut: Juckreiz in Unterarmen und Händen; durch Jucken entstehen kleine Bläschen, rot und mit Wasser gefüllt.
Allgemeines: Morgens will nicht aufstehen; lähmendes Gefühl im Geistigen. Meistens Schwäche, manchmal auch sehr viel Energie. Sehr viel Energie den ganzen Tag. Muß sich nachmittags eine halbe Stunde hinlegen, so schwach.

Bemerkungen zur Prüfung:
Eine Prüferin erinnerte sich, daß sie als junges Mädchen genau dieselben heftigen Periodenschmerzen hatte, wie während der Prüfung. Dieses Symptom ist umso markanter, als ihre Periode seit der Geburt des ersten Kindes völlig schmerzlos kommt.
Fast alle Mädchen werden hierzulande kurz vor der Menarche gegen Polio geimpft. Auffällig ist doch bei uns die große Anzahl ganz junger Mädchen, die über eine äußerst schmerzhafte Periode klagen; im Gegensatz zu Mädchen in Naturvölkern. Auch bei der bereits erwähnten 17jährigen Patientin mit Neurodermitis verschwanden die Periodenschmerzen durch die Polionosode vollständig sowie bei einer nicht geimpften Frau. Eine Prüferin kam diese Prüfung wie eine Fahrstuhlfahrt in ihre eigene Vergangenheit vor, wobei der Zeitpunkt der Impfung das Ziel, das Erdgeschoß symbolisierte. Alle ihre Beschwerden flammten innerhalb von Stunden höchstens Tagen chronologisch in der Reihenfolge wieder auf, wie sie vor Jahren nach der letzen Polioimpfung gekommen waren.

Das Arzneimittelbild der Polionosode

Dieses Arzneimittelbild ist durch siebenjährige Beobachtungen an Patienten und durch Prüfungen entstanden.

Das Wesen

Der Mensch, der die Polionosode braucht (im Folgenden kurz "Poliomensch" genannt), kann seinen Kern, seine guten Eigenschaften nicht akzeptieren. Er fühlt sich schuldig, daß er überhaupt existiert und das Recht hat, seinen Teil in dem großen Plan zu bestimmen. Die guten Eigenschaften und Qualitäten erlauben einem Menschen eine bestimmte Rolle im Leben zu übernehmen. Da aber andere Menschen in genau dieser Weise diese Fähigkeiten nicht besitzen, fühlt sich der Poliomensch gehemmt gegenüber den anderen seine Bestimmung zu leben.

Er glaubt, die Gedanken der Selbstbestimmung nicht haben zu dürfen. Wenn er versucht, sich Ausdruck zu geben oder sein Leben zu gestalten, wie es für ihn richtig ist, und Dinge von außen dazwischenkommen, ist er geneigt sein Leben, seine Bestimmung aufzugeben.

Es spielt keine Rolle in welcher Weise von außen gestört wird, ob durch Neid oder Lob, ob es gegen ihn gerichtet ist

oder ob es eine Störung ist, die ihn nicht handeln läßt. Da geht er oft lieber in die Passivität - "Es soll geschehen, wie es will, ich schalte mich aus". Die Hintergründe für dieses Verhalten sehen folgendermaßen aus: wenn er eine Leistung aufbringen muß, stellt das immer eine Streßsituation für ihn dar. Polio möchte es gut machen, perfekt machen, eine absolute Leistung erbringen. Sobald etwas auf ihn zukommt, fängt der Streß an. Weil er jetzt etwas leisten muß, wozu er sich noch nicht fähig fühlt.
Er ist bereit sich die größte Mühe zu geben, um etwas gut zu machen. Je näher jedoch der vereinbarte Termin rückt, um so mehr Angst befällt ihn. Er ist wie gelähmt vor Angst und hat das Gefühl, es trotz aller Anstrengungen nicht schaffen zu können. Wenn er sich jedoch von dieser Angst nicht lähmen läßt, dann packt ihn eine Wut gegenüber den betreffenden Menschen. Obwohl er am liebsten alles aufgeben würde, entschließt er sich doch das Beste daraus zu machen. Er bleibt aber die ganze Zeit in einer Anspannung stecken und ist hinterher unzufrieden über seine Leistungen, obwohl er nur Lob und Anerkennung erhält. Diese Anerkennung kann ihm sogar noch mehr zu schaffen machen, da er weiß, daß so ein Leistungsniveau von ihm in Zukunft erwartet wird. Er hat kein Vertrauen in seine Leistungen und versucht sich immer wieder zu vergewissern, ob das, was er leistet, die anderen auch zufriedenstellt oder ob sie ihn ablehnen. Echte Entspannung kennt er nicht, außer in Passivität zu verfallen, wodurch er noch abgespannter wird.
In diesem passiven Zustand entstehen große Ängste, da er sich ausgeliefert fühlt. Er fürchtet, es wird alles geschehen, ohne daß er Einfluß nehmen kann. Das Leben ist für ihn völlig unsicher geworden.
Der Poliomensch nimmt Zuflucht zu einer Person oder einem Ort, der ihm noch eine letzte Sicherheit gibt, dort möchte er für immer bleiben. Er hat Angst, nicht zum sicheren Ort zurückkommen zu können, eine Art von Klaustrophobie.

Symptome

Geist und Gemüt

Angst alleine zu sein.
Angst um die Zukunft; Angst, daß etwas passieren könnte, wo der Mensch auf den Verlauf keinen Einfluß mehr hat; kann auch als unbestimmte Angst dargestellt werden.
Unsicherheit.
Angst, es nicht schaffen zu können.
Angst, daß Hindernisse zu gewaltig sind.
Reizbar vor der Periode.
Überempfindlich vor der Periode.
Beschwerden infolge Neid und Eifersucht anderer.
Angst, das Zuhause zu verlassen.
Die äußere Welt erscheint ihm unberechenbar und macht ihm Angst (Erwartungsspannung).
* Reizbarkeit - wenn er sein Unvermögen empfindet irgendetwas zu beeinflussen.
* Stumpfheit; Verständnisschwierigkeiten.
Dumpfheit nach fetten, schweren Speisen.
Schwinden von Gedanken.
Ein Geschehen beobachten, ohne selbst daran teilhaben zu wollen.

---

*) Symptome der Arnzeimittelprüfung, die durch die Praxis bestätigt wurden.

Gewissenhaft in Kleinigkeiten (Ordnungssinn), im passiven Zustand gegen Unordnung nichts unternehmen können. Vergeßlichkeit, weiß nicht was er tun wollte.

Kopf: Dumpfes Gefühl im Scheitel.
Zusammendrücken im Hinterkopf.

Ohr: Erst rechts bläschenartiger, juckender Ausschlag mit Schwellung der Ohrmuschel; dann links trockener Ausschlag mit Juckreiz ohne Schwellung.

Mund: Schlechter Mundgeschmack.
Rauher Mund, besonders rauhe Zunge wie nach Rhabarber.

Zähne: Dumpfer Zahnschmerz, Karies.

Magen: Übelkeit besser durch heftiges Aufstossen.
Unverträglichkeit von fetten, schweren Speisen.

Bauch: Blähungen.
Blähungen nach Chinakohl, Gulasch.
Blähungen verursachen Stuhldrang.
Gefühl von Durchfall.
* Bauchschmerzen, krampfartig, während der Periode.

Rectum: Chronischer Durchfall.
Durchfall vor der Periode.
Stuhldrang, wenn er was vor hat (vor Streßsituationen).
Durchfall vor Reisen, vor kleinen unwichtigen Verabredungen.
Verstopfung während der Periode.
Verstopfung, harter Stuhl.
Verstopfung wechselt mit Durchfall aus Erwartungsspannung ab.

Genitalien, weiblich: Schwächegefühl im Uterus.
Wundes Gefühl in den äußeren Genitalien.
Herunterdrängen im Unterleib.
Periode verspätet.
Ausfluß reichlich, eitrig

Rücken: Schwäche im Lendenwirbelbereich durch Anstrengung.
Schmerzen im LWS-Bereich.

Extremitäten: Müde Beine, besonders Unterschenkel.
Gefühl von Lähmung in den Beinen.
Gefühl von Lähmung in den Unterarmen.
Durchblutungsstörung im linken Oberschenkel im Sitzen; Abklemmen durch die Stuhlkante.

Schlaf: Aufwachen früh mit gelähmten Gefühl.
Kommt schlecht aus dem Bett.
Schlaflosigkeit.

Träume: Realistische, lebhafte.
Verfolgungsträume.
Unerinnerliche.
Von Leucorrhoe (Ausfluß).

Haut: Bläschenausschlag mit Juckreiz.
Trockene, rauhe, rissige Haut.
Quälender Juckreiz läßt nicht schlafen.
Empfindlich auf Sonne.
Ausschlag heiß duschen.

Allgemein: Schwäche.
So schwach, muß sich hinlegen.
So schwach, kann kaum sprechen.
Möchte sich ganz heiß duschen.

Es war ein Kampf ums Überleben

Die Therapien sind ein Wunder.

Dieser bewegende Bericht eines Impfgeschädigten möge stellvertretend stehen für diejenigen Impfopfer, die noch nicht oder nicht mehr über sich sprechen können. Er soll vor allem den Betroffenen Mut und Hoffnung machen, daß es doch möglich ist die Auswirkungen eines schweren Impfschaden aufzuhalten und zu heilen - vor allem durch Homöopathie, aber auch durch andere naturheilkundliche Therapien. Nachdem der 23jährige Herbert K. im August 1989 die Polio-Salk-Impfung bekam, nahm sein Leben eine drastische Wende.

"Ich konnte eigentlich gleich nach der Impfung keine Änderung bemerken, nur anderen Leute fiel eine leichte Facialislähmung auf, wenn ich kaute. Am 9. Tag nach der Polio-Impfung, also exakt nach der durchschnittlichen Inkubationszeit einer Kinderlähmung, brach ich plötzlich zusammen. Ich rang nach Luft, meine Atmung war wie gelähmt und mein Herz raste. Die Polioimpfung löste diesen Kollaps bzw. Schockzustand aus. Der Notarzt wurde alarmiert. Ich bekam sofort Effortil, damit wurde ein möglicher Todeseintritt durch Kreislaufversagen aufs Erste verhindert.

Bei einer später durchgeführten Computertomographie wurden perifokale Ödeme visualisiert, welche auf einen akuten Entzündungsprozeß im Gehirn schließen lassen, wie er für einen Impfschaden typisch ist. In den folgenden zwei Monaten fühlte ich mich ununterbrochen elend, so kraftlos, daß ich kaum sitzen, atmen, essen und trinken konnte. Ich verlor viel Gewicht, magerte zusehends ab. Gerne hätte ich ununterbrochen gegessen, weil ich Angst hatte zu verhungern, aber mein Bauch war so gelähmt, daß ich kaum etwas hinein bekam. Zwei Monate lang lag ich nur im Bett, zitterte und fühlte mich wie ein verletztes Tier.
Dann bekam ich die Polionosode als erstes homöopathisches Mittel und mein Zustand besserte sich 10 Minuten nach der Einnahme schlagartig. Besonders die Erschöpfung, die "bleierne" Müdigkeit wichen durch das Mittel deutlich zurück, und ich fing an, mich wieder wie ein Mensch zu fühlen. Ich erholte mich sogar so weit, daß ich eine Zugfahrt wagen konnte.

Für ein ganzes Jahr blieb die Polionosode mein Hauptmittel, da alle anderen Mittel nur leichte Besserung, oft sogar eine Verschlechterung bewirkten. Je nach meinem Zustand nahm ich das Mittel anfangs einmal, später zweimal wöchentlich. Die Verabreichung des Medikaments erfolgte oral (d.h. als Trinkampulle in einem Glas Wasser über den ganzen Tag schluckweise getrunken).

Einmal wurde das Mittel versuchsweise gespritzt, was aber keine positive Wirkung zeigte und von mir als unangenehm empfunden wurde.* Nach einem Jahr mußte mit der Polionosode aufgehört werden, da mein Organismus anscheinend überreizt war und keines der Homöopathika mehr vertrug. Von diesem Zeitpunkt an wurde auf die Einhaltung der diätischen Therapie (Makrobiotik) besonderer Wert gelegt. Darüber hinaus bekam ich nun regelmäßig eine Shiatsu-Massage (jap. Fingerdruckmassage), welche die Lymphbewegung unterstütze und mit dazu beitrug meinen Zustand zu stabilisieren.

Im ersten Jahr nach der Polioimpfung litt ich unter großen Ängsten. Ich konnte aufgrund meiner Schwäche die Wohnung kaum verlassen, aber wenn ich sie einmal verließ, kam ich mir vor, als wäre ich durch ein inneres Band mit meiner Wohnung verbunden, was mich daran hinderte, die Bannmeile um mein Haus zu durchbrechen.

Auch im Traum wurde ich von der Urangst verfolgt, zu schwach zu sein, um nach Hause zu kommen. Vor dem Einschlafen wurde ich von schwarzen, sehr negativ beladenen Phantasiegebilden verfolgt. Tagsüber plagten mich Zwangsvorstellungen: "wenn ich mich nicht zusammennehme, tobe ich los." Ich hatte Angst, die Kontrolle über meine Emotionen zu verlieren.

Nach genau einem Jahr schwanden die Ängste, und es folgten Depressionen, die sich mit einer Überempfindlichkeit auf jegliche sinnliche Eindrücke abwechselten. Probleme, die mir früher nichts ausgemacht hatten, wurden nun so schwerwiegend, daß ich kaum mit ihnen fertig wurde. Gegen die Depressionen erwies sich eine stark verdünnte Gabe *Chelidonium* (2 Tropfen auf eine Tasse Wasser, davon ein Eßlöffel) für ca. drei Monate als sehr hilfreich. Die durch die Impfung entstandene Leberschädigung konnte damit günstig beeinflußt werden. Seit der Impfung sind auch meine Milz, Nieren und mein Darm angegriffen. Es besteht immer noch eine Darmträgheit, als ob der Darm gelähmt ist. Ohne Massage und strenge Diät hätte ich gar keinen Stuhlgang.

Meine Zähne fingen ungefähr ein Jahr nach der Impfung an zu schmerzen, nach einem weiteren halben Jahr wurden die Zähne kariös und ein Weisheitszahn brach ab. Zahnverfall hängt also nicht nur von der Ernährung ab.
Dazu paßt auch die Theorie der Hildegard von BINGEN und der tibetischen Ärzte, den Zahnverfall als einen Entgiftungsversuch des Gehirns zu betrachten (Theodor Burang: Tibetische Heilkunde. Origo Verlag).
Auch Kurzsichtigkeit gehört zu den Impffolgen.

*) Anmerkung der Redaktion: Die Nosode bestand in diesem Fall aus einem Potenzakkord (D 15, D 20, D 30, D 200, D 400 zu gleichen Teilen). Erst über der D 23 befindet sich keine Materie mehr im Mittel. Die materielle Dosis wirkte in dem Fall wohl zu stark, zumal es sich um Rückenmarkliquor von Poliokranken handelt.

Noch nach einem Jahr raste mein Herz bei der kleinsten Anstrengung; 130 Pulsschläge zählte ich nach dem Schlaf. Vor der Impfung hatte ich viel Sport getrieben, war körperlich sehr robust. Vielleicht hat mir das mein Leben gerettet. Jedenfalls hielten die alten Kraftreserven zwei Jahre lang vor, dann erlebte ich einen zweiten Zusammenbruch. Die erneute Kraftlosigkeit fesselte mich einen Monat ans Bett, ich war sogar zu schwach, um auf die Toilette zu gehen. Es dauerte noch zwei Monate, bis ich mich einigermaßen wieder erholt hatte.

Heute liegt die Impfung drei Jahre und drei Monate zurück. Ich habe neue Kräfte aufgebaut und kann sogar gelegentlich ein paar Schritte vor der Haustür unternehmen. Wenn ich mich, besonders meinen Kopf, jedoch nicht vor Wind und Wetter schütze, bekomme ich gleich einen Rückfall. Mit jedem kleinen Spaziergang riskiere ich einen Rückfall, der mich das nächste halbe Jahr daran hindert, das Haus zu verlassen. Rückfälle treten aber auch in Wellen auf - scheinbar ohne äußeren Anlaß.

Die Facialisparese ist noch sichtbar. Schwere Störungen des gesamten Nervensystems sind zurückgeblieben. Es ist, als ob alle Nerven bloßliegen, völlig schutzlos den Einflüssen der Umwelt ausgeliefert. Jedes sinnliche Signal hinterläßt in meinem ganzen Nervensystem große Detonationen.

Während mir die laute Musik in Diskotheken früher nichts ausmachte, empfinde ich heute schon lautes Sprechen körperlich als sehr schmerzhaft.

Deswegen, und auch weil mir die Kraft zu sprechen fehlt, habe ich mich von den meisten alten sozialen Verbindungen abgewendet. Obwohl ich mich früher für wenig zart besaitet hielt, kann ich heute Grausamkeiten z.B. im Fernsehen nicht ertragen, es geht mir durch Mark und Bein. Jede Form von Streß macht mich schwach, ich kann dann nicht essen und muß mich sofort hinlegen.

Ich habe meine Emotionen weniger unter Kontrolle, bin leichter reizbar und weniger tolerant als früher. Dies alles sind Folgen der postvakzinalen Enzephalitis.

Durch meine Krankheit kamen wir auch darauf, daß meine Mutter einen Polioimpfschaden vor meiner Geburt hatte. Auf die erste Polioimpfung wurde sie furchtbar müde, doch der Arzt verneinte jeden Zusammenhang mit der Impfung. Auf die zweite Polioimpfung wurde sie so schwer krank, daß erst recht niemand an einen Impfschaden dachte. Es dauerte drei Jahren, bis sie einigermaßen wiederhergestellt war. Möglicherweise war ich durch die erbliche Belastung von vornherein für einen Impfschaden prädisponiert. Ich bin als Kind drei Mal gegen Polio geimpft worden und bin mir heute sicher, schon damals eine leichte Enzephalitis davongetragen zu haben.

Ich habe mich seit meiner Krankheit sehr mit Impfschäden beschäftigt und weiß, daß diese schulmedizinisch als unheilbar gelten. Dem ist nicht so! Es war ein Kampf ums Überleben und ich weiß nicht, wie ich ihn ohne Naturheilkunde hätte überstehen können.

Heute bin ich zwar noch nicht gesund, was angesichts der Schwere des Impfschadens auch nicht zu erwarten ist, doch wurde durch die Anwendung der Polionosode zumindestens die Todesgefahr gebannt, welche im ersten Jahr der Erkrankung akut bestanden hatte. Leider ist die Polionosode als Mittel gegen Impfschäden viel zu wenig bekannt, sie wird nicht einmal von den Herstellerfirmen als solche erwähnt, wohl aber als Mittel gegen Multiple Sklerose. Neuropathologen konnten bei poliogeimpften Kindern häufig MS-artige Symptome feststellen (M. Mumenthaler: Neurologie. Thieme Verlag). Vor der Einführung des Impfwesens gab es keine MS.

Die naturheilkundlichen Therapien sind für mich ein Wunder. Ohne das Zusammenwirken mehrerer Therapien, allen voran die Homöopathie, aber auch dank makrobiotischer Ernährung und Shiatsu würde es mir heute nicht so gut gehen.

Ich möchte allen Betroffenen Mut machen, diesen Weg zu gehen; es lohnt sich und die Zeit ist nicht verloren. Sie können jederzeit wieder gesund werden. Doch sollte man sich davor hüten, in eine Heilpanik zu verfallen und zu zehn verschiedenen Heilpraktikern oder Homöopathen zu laufen. Es geht wirklich nur sehr langsam voran. Viele verlieren die Geduld. Sie wollen auf Biegen und Brechen einen schnellen Erfolg erreichen. Das ist nicht möglich. Der goldene Mittelweg ist, wie überall, der beste Weg.

Impfsituation in Österreich

Da in Österreich die Zeckenbißimpfung sehr propagiert wird, Auffrischungen werden alle drei Jahre empfohlen, gibt es hier ein reiches Beobachtungsfeld von Impffolgen. Mir fällt die Zunahme von leichten Facialisparesen und Schielen auf. Diese Impfung kann zur Idiotie führen. Nach der FSME-Impfung können die Zähne komplett ausfallen. Mir sind einige Personen bekannt, die ein Jahr nach dieser Impfung Zahnfäule bekamen. Durch das häufige Impfen treten die Schäden in verhältnismäßig kurzer Zeit auf.

Nichtgeimpfte Kinder dürfen an Schulwanderungen nicht teilnehmen.

Es gibt zwar keinen Impfzwang in Österreich, aber durch die Impfvordrucke im Mutter-Kind-Paß wird der Anschein erweckt, Impfungen gehören zur Vorsorgeuntersuchung des Kleinkindes. Zumal den Eltern bestimmte finanzielle Zuwendungen gestrichen werden, wenn sie ihre Kinder nicht impfen lassen.

Eigentlich bin ich dankbar, daß mir dieses Schicksal bestimmt wurde. Ohne diese Erfahrung hätte ich es nicht für möglich gehalten, daß Impfungen so gesundheitsschädlich sind, denn aufgeklärt über mögliche Impfschäden hatte mich mein Arzt damals nicht. Ich glaube in aller Bescheidenheit von mir behaupten zu können, ich bin an dem Impfschaden innerlich gewachsen. Heute ist mein Unterscheidungsvermögen für das Wahre vom Falschen sehr geschärft und ich habe sehr viel dazu gelernt.

Herbert Klang

Lathyrus sativus ist eine Kichererbsenart, die giftig ist und deren Verzehr über einen längeren Zeitraum eine Lähmung produziert, die der von Polio sehr ähnelt. Diese chronische Vergiftung wird *Lathyrismus* genannt. Das Gift befällt die Seiten- und den Vorderstrang des Rückenmarks und ruft verstärkte Reflexe hervor.

Die Paresen bzw. Lähmungen betreffen ausschließlich oder vorwiegend die unteren Gliedmaßen mit Kontrakturen der Extensoren und Abduktoren. Der Kranke kann nur auf den Zehenspitzen gehen. Seine Fersen heben sich stark vom Boden nach oben ab. Der Gang ist unsicher und schwankend, oft zittrig. Die Knie schlagen beim Gehen aneinander. Der Kranke kann die Beine im Sitzen weder ausstrecken, noch kreuzen. Er sitzt nach vorne gebeugt und kann sich nur mit Mühe aufrichten. Eine Abmagerung begleitet die Lähmung, die von der Gesäßmuskulatur abwärts zu finden ist. Eine ausgeprägte spastische Symptomatik ist in der Regel vorhanden. Die Fingerspitzen sind taub und die Beine werden beim Herabhängen blau. Der Blasenreflex ist verstärkt, häufiges Wasserlassen. Der Drang kommt plötzlich und dringlich, wenn der Kranke nicht schnell genug ist, dann entleert sich die Blase unwillkürlich.

Ein Prickeln und Taubheit der Zunge und Lippen wie verbrüht wird empfunden. Die Zungenspitze brennt.

Der Kranke wird zunehmend niedergeschlagen und unternimmt für seine Gesundung nichts. Apathisch, aber hypochondrisch.

Er kann im Stehen seine Augen nicht schließen, sonst wird es ihm schwindlig.

Andere Wirkungsbereiche: Nach erschöpfenden Krankheiten, Grippe etc., bleibt eine große Schwäche und Schwere, besonders in den Beinen zurück. Der Patient erholt sich nur sehr langsam, insbesondere die Nervenkraft fehlt. Er ist sehr müde und gähnt viel.

Durch giftige Kichererbsen gelähmt

Während eines Indienaufenthaltes blätterte ich in einer indischen Zeitschrift ("India today" vom 31. März 1988). Da sprang mir ein Bild von gelähmten, an Krücken humpelnden Menschen in die Augen, von denen ich annahm, es handle sich um Kinderlähmungskranke. Interessiert begann ich den Artikel zu lesen und geriet auf eine ganz andere Spur, die mich am Ende auf homöopathischem Weg jedoch wieder zu Polio führte.

Bei diesen Menschen handelt es sich um Opfer einer Vergiftung - einer, so unglaublich es auch für uns erscheint, gezielten Vergiftung durch eine Kichererbsenart (Hindi: "Kesari dal") Lathyrus sativus. Sie ist eigentlich kleiner als eine Kichererbse und ähnelt mehr den Linsen. Skrupellose Händler mischen die giftigen Linsen unter eine sehr teure Linsenart, manchmal auch direkt ins Mehl oder stellen "Rotis" (indische Fladen) daraus her. Die giftigen Linsen schmecken gut, im Gegensatz zu sonstigen Giften aus der Natur. Das schmackhafte Linsengericht

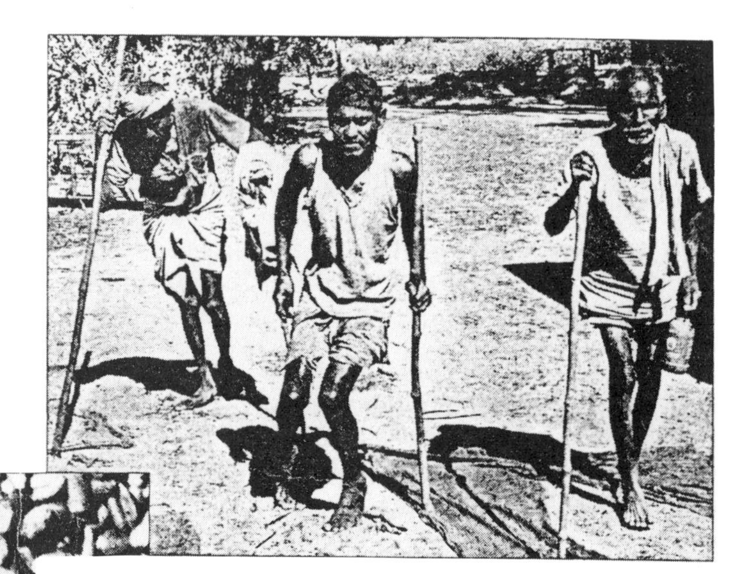

wird gefährlich, wenn es über zwei bis sechs Monate regelmäßig konsumiert wird. Die Gifte in dieser Hülsenfrucht beginnen dann das Zentrale Nervensystem zu schädigen, was zu einer Lähmung der Beinmuskulatur führt. 1985 litten allein in einem südindischen Distrikt 25.000 Menschen an Lathyrismus, wie die Krankheit genannt wird; das waren 4 % der Bevölkerung.

Es gibt zwar einen Schutz vor Lathyrismus - Vitamin C, aber eine Heilung ist jedenfalls, laut "Indian today", nicht möglich.

Was ist an dieser Krankheit für uns so interessant? Der Lathyrismus ähnelt in seinem gesamten Erscheinungsbild der Kinderlähmung. Lathyrus sativus gilt in der Homöopathie als das Mittel vor vielen anderen gegen Kinderlähmung. Bei der Betrachtung dieses Photos wird einem das Ähnlichkeitsgesetz klar. Die Kraft einer Pflanze, eine scheinbar unheilbare Krankheit zu heilen, wird sichtbar. Es gibt tatsächlich kein schulmedizinisches Mittel, um Kinderlähmung zu heilen. Unter der Gewißheit der Unheilbarkeit, erscheint die Impfhysterie der herkömmlichen Medizin fast verständlich, wenn nicht so viele Gesunde zu Impfopfern gemacht würden. Ein Opfer, das in keinem Verhältnis zum Krankheitsrisiko steht.

Man kann vielen Menschen kaum die Impfungen nehmen, ohne ihnen dafür entsprechende Alternativen zu bieten.

Impfen aus Angst vor Krankheiten wird es nicht mehr geben, sobald die Aufklärung über echte naturgemäße Therapien und Gesundheitspflege zum Gemeingut der Menschheit geworden ist. An Hand der folgenden Fallbeschreibung wollen wir die mächtige Heilwirkung von *Lathyrus sativus* darstellen.

Fallbeschreibung

Geistige und körperliche Behinderung bei einem Kind

Mit Lathyrus sativus laufen gelernt

Sophie ist im Mai 1987 durch Kaiserschnitt entbunden worden. Ihre Mutter hatte als MTA in einer Röntgenabteilung gearbeitet und in dieser Zeit zwei Aborte gehabt. Das Kind war nach der Geburt wie eine leere Hülle, es weinte nur, wenn es Hunger hatte und hatte ansonsten nur sehr wenig Persönlichkeit. Sehr spät, erst nach der U 5 oder U 6 wurde eine geistige Behinderung bei ihr diagnostiziert.

Sie war ein extrem "braves" Kind, daß sich kaum bewegte oder gar strampelte. Das änderte sich mit Carcinominum schlagartig. Mit diesem Mittel erwachte Sophies Persönlichkeit. Die leere Hülle füllte sich plötzlich mit Leben, aber irgendwelche anderen Verbesserungen traten noch nicht ein. Sophie bekommt, seitdem sie ein halbes Jahr alt ist, Krankengymnastik, daß diese Therapie aber überhaupt wirken konnte, ist nach Aussage der Mutter *»eindeutig der Homöopathie*

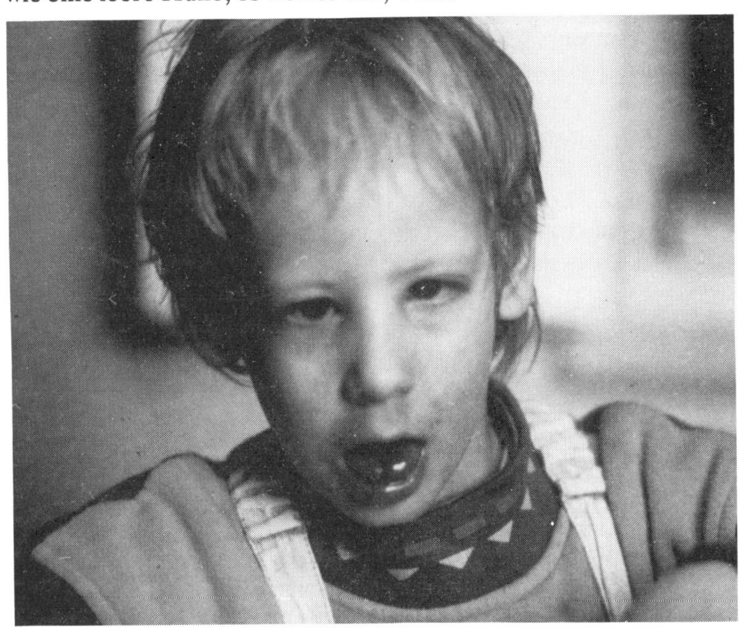

Sophie Nov. 1991, vor Lathyrus

zu verdanken, die es Sophie ermöglicht hat, dieses Angebot überhaupt annehmen zu können.«

Da Sophie nicht geimpft war, bekam sie mit ca. 2 1/2 Jahren eine homöopathische Polioprophylaxe mit *Lathyrus sativus* in der XM. Darauf hatte Sophie ca. drei Wochen lang einen gigantischen Entwicklungsschub. Dies geschah, bevor Sophie in meine Behandlung kam. Damals erkannte man noch nicht das breite Wirkungsspektrum von Lathyrus. Man betrachtete es nur als Prophylaxemittel gegen Polio, deshalb wurde es nicht wiederholt. Mit 13 Monaten konnte Sophie noch nicht frei sitzen, nicht richtig greifen, sich nicht im Liegen umdrehen und steckte noch nicht die Finger in den Mund. Mit einem Jahr und zehn Monaten krabbelte Sophie noch nicht, sie zog sich aber zum Stehen hoch, wobei sie eine merkwürdige Fußstellung einnahm und die Fußinnenseite belastete.

Mit ca. 3 1/2 Jahren fängt sie an zu "laufen" - mit Stützschuhen. Sie kann nicht alleine stehen. Mit 4 Jahren und 8 Monaten bekommt sie *Lathyrus sativus LM 30.* Nach 2 Tagen fängt sie zum ersten Mal an zu laufen, es war kurz vor Weihnachten 1991. Da es ihr so gut ging, vergaß die Mutter das Mittel weiter zu geben und Sophie hörte wieder auf zu laufen. Nach zwei Monaten wurde wieder mit Lathyrus angefangen und zwei Tage später fing sie wieder an alleine zu laufen. Bis heute, neun Monate später, hat sie beständig Fortschritte beim Gehen gemacht. Sie kann sogar barfuß laufen, also ohne die stützenden, orthopädischen Schuhe, indem sie sich mit ihrem eigenen ganzen Gewicht gegen jemanden lehnt, der sie nach vorne schiebt.

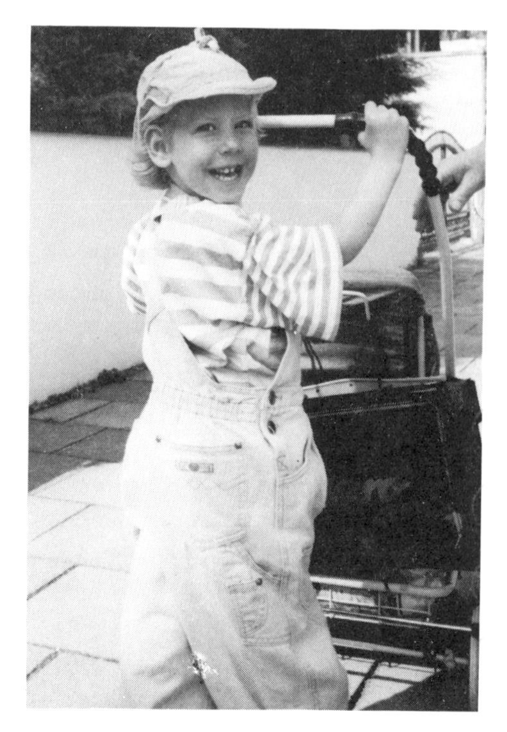

Sophie, Sommer 1992

Seit Lathyrus hat sich ihre geistige Verfassung stark verbessert. Sie ist viel klarer geworden, bekommt ihr soziales Umfeld mehr mit und braucht eine schwächere Brille (0,5 Dioptrien weniger). Sie unterscheidet jetzt zwischen "ich" und "du" und kann beide Wörter richtig zuordnen. Das hyperkinetische Syndrom ist viel besser geworden. Zum ersten Mal in ihrem Leben beschäftigt sie sich zwei Stunden alleine. Mit Lathyrus verändert sich ihr Zeitbewußtsein, sie lebt mehr in der Gegenwart und hört auf, ständig von Ereignissen zu erzählen, die mindestens ein Jahr zurück liegen. Auch wiederholt sie nicht mehr dieselben Geschichten zwanzigmal. Früher verlieh ihr das zwanghafte Wiederholen Sicherheit. Die Mutter mußte ihr z.B. mehrmals am Tag erzählen, wie das abendliche Gute-Nacht-Ritual abläuft.

Lathyrus heilt sie auch von den krankhaften Kicheranfällen. Offensichtlich drückt das deutsche Wort "Kichererbse" für Lathyrus (die eigentlich eher zu den Linsen zählt) genau den Gemütszustand aus, mit dem wir jemand bezeichnen, der wie eine Kichererbse kichert. Sophie wurde von ihrer Mutter häufig als Kichererbse bezeichnet. Laute plötzliche Geräusche, z.B. das Hupen eines Autos, lösten Lachanfälle von solcher Heftigkeit bei Sophie aus, daß man sie halten mußte, sonst würde sie u mfallen. Wenn sie nicht rechtzeitig gehalten wurde, lag sie auf dem Boden, war nicht bei sich und hörte nicht auf zu gackern.
Mit Lathyrus fängt sie an auf den Topf zu gehen, aber das ist nicht von Dauer.

Und was sagt Sophie zu alledem: "*Mama, wir schaffen das schon!*" Und die Mama denkt sich: "*Aber nur mit Homöopathie!*"

Dieser Fall zeigt deutlich die große Heilkraft von Lathyrus, dem wichtigsten Mittel bei der Behandlung der Kinderlähmung und seine große Wirksamkeit bei angeborenen spastischen Lähmungen. Er gibt den Unentschlossenen Mut auf die Polioimpfung verzichten zu können und den Heilmöglichkeiten der Natur zu vertrauen.

Die Tetanusnosode

Heilung von alten Verletzungen

Bericht einer Patientin

Die Tetanusnosode hat eine kräftigende, weil entspannende Wirkung, besonders auf den Unterleib. Sie hat krampflösende Eigenschaften und vermittelt Reinheit und Sicherheit. Tetanus lehrt, endlich annehmen zu können, daß schlimme, verletzende Situationen vorübergehen und sich nicht wiederholen, wenn man sie vergessen kann. Sie lehrt verzeihen können, eigene Fehler und die der anderen.

Zuvor hatte die Patientin das sichere Gefühl, Situationen, die einmal verwundet haben, müsse sie unbedingt meiden und vor Personen, die sie gekränkt oder verletzt haben, müsse sie sich verschließen. Der Patientin ging es mit dem Mittel sehr gut. Es schien ihr, daß immer wenn sie in sich ging, sich ihr alle Fragen, die sie mit aller Kraft vom Herzen stellte, beantworteten. Es gelang ihr sehr gut, ihre innere Stimme zu finden.

Direkt nach der Einnahme der Tetanusnosode wurde sie unglaublich müde. Als sie dann schlief, träumte sie ganz tief in den untersten Schichten ihres Unterbewußtseins. Die Nosode machte ihr bewußt, wie wichtig es ist, sich direkt nach der Einnahme eines Mittels viel Ruhe und Erholung zu gönnen und zu schlafen, wenn man das Bedürfnis danach hat, sonst verzögert sich die Heilung sehr. Besonders nach Unfällen mit Schock, wodurch Tetanus forciert werden kann, ist das sehr wichtig.

Verletzen und verletzt werden

In dem Buch "Heile deinen Körper" von Louise L. HAY steht bei Wundstarrkrampf: "*Notwendigkeit, ärgerliche und krankmachende Gedanken loszulassen.*" Dieser Satz trifft ganz gut zu auf das, was die Patientin erlebt hat, aber der Begriff "*Wundstarrkrampf*" sagt eigentlich schon selbst das Wichtigste - "*man erstarrt in all den Verletzungen, krampft an ihnen, beschäftigt sich ständig mit ihnen, kann alte Wunden nicht loslassen.*" Schon die bloße Vorstellung, eine Sache könne einen negativen Verlauf haben, kann bereits verwunden, nämlich wenn man nicht mehr von dieser Vorstellung loslassen kann. Auch Ahnungen von eventuellen Gefahren, die sich so sehr in die Vorstellung einbrennen, daß sie ganz krankmachen, könnten hier dazugerechnet werden. "Ich binde mich an Situationen und Verhaltensmuster, weil ich mir ihren Verlauf negativ vorstelle. Das ist nicht einfach Pessimismus oder Trübsal. Auch ein Satz, der irgendeinen Aspekt in mir anspricht, mit dem ich nicht zurecht komme, den ich negativ empfinde, kann mich zum Erstarren bringen. Selbst wenn dieser Satz in keiner Weise auf mich bezogen war. "

"*Panische Angst, emotional verletzt zu werden und auch selbst zu verletzen. Oft verletze ich Menschen fast zwanghaft,* selbst wenn ich mir dessen bewußt bin. In der Woche nach der Einnahme der Tetanusnosode habe ich in Gedanken und Gefühlen viele dieser Situationen aus der Vergangenheit, in denen ich andere wissentlich (nicht allerdings wirklich absichtlich und schon gar nicht mit einem guten Gefühl, aber eben doch irgendwo bewußt) verletzt habe, nacherlebt und darunter sehr gelitten. Ich habe, seit ich mich erinnern kann (schon mit 5 oder 6 Jahren) große Angst vor Situationen, in denen ich andere verletzen könnte.

Tiefe Trauer.

Fühle mich wertlos und unliebenswert, andere sind mir auch nicht gut genug. Sehe nirgendwo die Möglichkeit einer positiven Entwicklung.

Ausgelaugt sein, möchte jede Verabredung absagen. *Sehnsucht nach der heilen Welt und Lust auf Rauschmittel.*

Habe Angst, meine Gefühle könnten verletzt werden, wenn ich mich öffne und verletze genau dann meine eigenen Gefühle, wenn ich die wirklich tiefen ignoriere.

Kann mich auch deshalb nicht öffnen, weil ich die alten Wunden nicht spüren möchte, die dann hochkommen (auch die Wunden, die dadurch entstanden sind, daß ich andere verletzt habe). diese Gefühle der anderen sind mir im Grunde genommen doch recht gleichgültig, so wie ich meine eigenen halt auch ignoriere.

Ich erstarre und verkrampfe an all diesen Gefühlen des Verletztseins und Verletzens.

Mangel an Vertrauen

Je tiefer die Gefühle eines anderen sind und je mehr ich sie in der Hand habe (z.B. weil die mich betreffen), desto stärker muß ich denjenigen fast zwanghaft verletzen, selbst wenn ich ihn schätze und liebe.
All das ist für mich Tetanus."

Unter der Tetanusnosode hat sich die **Neurodermitis** der Patientin wesentlich gebessert. Auch allgemein ging es ihr körperlich und geistig besser. Über die Wirkung der Nosode und den Zusammenhang zu ihrer Hauterkrankung ist ihr einiges klargeworden. Bei Tetanus besteht die Neigung, sich vor unangenehmen Erfahrungen, verschließen zu wollen. "Das sind Erfahrungen, die mich in irgendeiner Weise im erweiterten Sinne verletzen, weil ich mich gegen deren veränderndes Potential verschließe. Erfahrungen, die ich gerne rückgängig machen möchte, einfach nicht annehmen will. Vielleicht auch nur, weil sie nicht in das Bild passen, das ich von mir und meiner Welt geschaffen habe. Das kann natürlich auch eine Kränkung von einer nahestehenden Person sein. Jedenfalls wehre ich mich gegen die Veränderungen, wende unheimlich viel Energie auf, um mich davor verschließen zu können, weil ich sie so schmerzhaft empfinde. Aber natürlich führt das zu *Starre*, zur *Lähmung*. Das sieht dann so aus, daß ich entweder auf meine Umgebung oder mich Druck ausübe, also eine Veränderung zu erzwingen versuche oder meine, entfliehen zu können, indem ich mich gehen lasse, ignorant werde, meine Grenzen nicht ausreize. Und auch genau damit hängt meine Neurodermitis zusammen. *Ich töte immer einen Teil von mir ab, den Teil, der gerade verletzt werden könnte, mit dessen Problematik mein Ego sich aber nicht auseinandersetzen will, weil ich nicht genügend demütig sein kann.* Je angespannter ich bin, je ungeduldiger und je mehr Druck ich selbst ausübe, desto gereizter ist meine Haut. *Um meine Haut zu retten*, könnte man sagen, *lasse ich sie absterben, abschuppen, kratze sie im Juckreiz weg und will auch gleichzeitig unbewußt beim Kratzen die unterdrückte Seite herausschaben*. Natürlich gebe ich dabei meine heile Haut preis, jene Schutzschicht, die ich mir immer so sehr zu haben gewünscht habe und immer mir selbst geben könnte. Diese heile Haut gebe ich auf, weil mein Ego wenigstens für einen Moment eine bestimmte Situation, die Illusion, Stimmung oder was auch immer erzwingen möchte und das auch tut und meist auch schafft."

Zusammenfassung zum Bericht der Patientin:
Ihre Emotionen wurden immer wieder von der Patientin als erstarrt hingestellt oder sie hat versucht, die Emotionen anderer durch ihre Angriffe zum Erstarren zu bringen.
Aus diesem Zustand heraus entwickelt sich die Angst emotional verletzt zu werden, aber auch Angst vor Auseinandersetzung, weil man andere verletzen könnte.
Dadurch verkrampft man sich vor und in jeder Situation und verbaut sich die Möglichkeit sich zu entwickeln. Die Prüfungen und Beobachtungen von der Tetanusnosode werden uns noch längere Zeit beschäftigen. Der Zusamenhang zwischen Drogen und Impfungen muß noch erforscht werden.

Der Tetanusmensch zeigt einen sehr starken Willen. Er möchte das Geschehen ganz und gar bestimmen. Alle Störfaktoren muß er sich aus dem Weg räumen.

Da die Emotionen ein Geschehen sehr willkürlich beeinflussen können, sollten sie nach seiner Vorstellung möglichst ganz ausgeschaltet werden. Er läßt bei sich keine Emotionen zu. Sie werden schon im Keim erstickt. Wenn sich irgendwelche Emotionen rühren, werden sie erbarmungslos herunter gedrückt. Er ist gegenüber Schmerzen unempfindlich. Es sind jedoch tiefe Verletzungen vorhanden, die sich nach Heilung sehnen; aber er muß sich zwangsläufig ihnen gegenüber gleichgültig stellen, sonst würden sie ihn überwältigen.

Im Gegensatz zur Polionosode, wo der Wille gelähmt ist, übt Tetanus seinen eisernen Willen aus. Der Poliomensch ist passiv und abgespannt, der Tetanusmensch dagegen verkrampft.

Der Oberbegriff "Verletzungen" kennzeichnet das Wesen dieser Nosode. Der Mensch, der diese Nosode braucht, sei es um die Folgen einer Tetanusimpfung zu beheben oder aus anderen Gründen, kann sich nicht wehren. Angriffen von anderen ist er schutzlos ausgeliefert. Statt sich zu wehren, erstarrt er. Er antwortet nicht und kann auch nicht weggehen. Er wirkt wie in einem Schockzustand und fühlt sich sehr verletzt. Er wundert sich, warum der andere ihm so wehtun will, zumal er sich so viel Mühe gibt und niemandem Böses will. Er kann seine Verletzungen nicht heilen und leidet unter vielen alten, unverheilten Wunden. Da er unfähig ist, seinen echten Anteil zu erkennen und danach zu handeln.

Der Mensch, der die Tetanusnosode braucht, muß nicht unbedingt in einen Schockzustand fallen. Manchmal handelt er auch nach dem Motto "Angriff ist die beste Verteidigung". Er kann sehr aggressiv und angriffslustig sein. Auffällig ist, daß er nie adäquat bei einem Angriff reagiert. Die einzige Abwehr, die er kennt, liegt darin, den anderen noch schlimmer zu verletzen, als er selbst verletzt worden ist.

Durch die Tetanusnosode kommen alte Bedürfnisse oder Wünsche, die durch seelische Traumen verdrängt oder unterdrückt worden sind, wieder hoch, um befriedigt und geheilt zu werden.

Derjenige, der dieses Mittel braucht, fürchtet sich aber vor den alten Verletzungen, die hochkommen können. Grundsätzlich hat er große Angst davor, daß etwas Altes, Unverarbeitetes in sein Bewußtsein drängt, was ihn dazu treiben könnte, etwas Schlimmes anzurichten. Er hat Angst die Kontrolle über sich zu verlieren und mit einer Heftigkeit zu reagieren, die andere verletzt.

Er fürchtet, sich in seiner Unbeherrschtheit zu verlieren, aber er hat auch Angst andere Menschen oder Gegenstände nicht mehr wiederzufinden. Er leidet zwar nicht unter Gedächtnisstörungen, doch unter der Angst etwas zu vergessen. Er beißt sich an einer Sache fest, kann nicht loslassen. Das wiederum hindert ihn daran, etwas Neues anzufangen oder sich wichtigeren Sachen zu widmen.

Es ist, als ob zwei widerstreitende Kräfte ständig in ihm kämpfen. Die vorwärtsdrängende Kraft drängt ihn zum schnellen Handeln, die andere Kraft hindert ihn daran, etwas zu beenden. Dieses Tauziehen der Kräfte kann ihn in so einen überspannten Zustand bringen, daß er am Ende gar nichts mehr macht und nur noch herumtigert, bis er schließlich von einer überwältigenden Müdigkeit überfallen wird. Nach dem Schlaf ist er entweder abgespannt, angespannt oder alles ist ihm egal.

Ein Schulkind, welches die Tetanusnosode braucht, kann z.B. eine schriftliche Arbeit schlecht beenden. Es möchte auf einer Heftseite die Arbeit beenden, kann einerseits nicht aufhören zu schreiben (obwohl die Seite voll ist, schreibt es in immer kleiner werdenden Schriftzeichen) und hat andererseits Angst auf der neuen Seite einen Neuanfang zu machen, da dort ein Ende nicht so schnell in Sicht ist.

Er hat Angst etwas zu vergessen und will deshalb alles sofort erledigen. Das schlechte Gedächtnis hängt mit seiner Neigung zusammen unangenehme Sachen, psychische Verletzungen zu verdrängen, z.B. auch durch Süßigkeiten (oder Drogen). Wenn er mit etwas Unangenehmen konfrontiert wird, fängt er an zu essen, besonders Süßes in größeren Mengen; die Folgen sind ihm dann gleichgültig.

Wenn er durch eine Störung von außen etwas vergißt, wird er sehr wütend, was bis zur Gewaltätigkeit führen kann. (Kriminelle Tendenzen)
Auch wenn er auf einen Fehler oder auf eine Schwäche aufmerksam gemacht wird, fühlt er sich zutiefst verletzt wie von einem Messerstich. In so einem Augenblick könnte er selbst auf jemanden mit dem Messer losgehen. Durch Kritik wird er in seiner Arbeit blockiert. Seine Gedanken kreisen nur noch um dieses Thema und er ist unfähig klar zu denken.

Die Hyperaktivität des Gehirns zeigt sich durch den schnellen Gedankenzudrang. Er kann mit der Flut der auf ihn einstürmenden Gedanken nicht Schritt halten, findet dadurch nicht die richtigen Begriffe und Formulierungen und verliert den Gesprächsfaden. Zunehmend gerät er in einen Zustand der Verwirrung. Seine Ausdrucksweise bzw. Schrift ist ihm dann gleichgültig; Hauptsache, daß seine Gedanken auf irgendeine Weise festgelegt werden. Um nun doch gegen diese chaotischen Einflüsse die Kontrolle über sich zu behalten, setzt er sich selbst unter enorme Spannung. Seine ganze Körperhaltung drückt schon diese Anspannung aus. Er sitzt mit übereinandergeschlagenen Beinen, preßt sie stark zusammen und windet sogar das übergeschlagene Bein noch stärker um das andere. Den Oberkörper hält er nach vorne gebeugt, die Brust zieht er ein, die Schultern schiebt er nach vorne oben. So sitzt er da, bereit jedem Angriff zu trotzen und von der Angst beherrscht, ob auch das Richtige passiert, wenn er losläßt. Aus diesem Grund kann er auch keine Aufgabenbereiche, die damit zusammenhängen, Verantwortung zu tragen oder Kontrollfunktionen auszuüben, an andere deligieren.

Dieses Verhalten wirkt sich auch aus, wenn er sich verletzt hat. Trost, Liebe und Zuwendung lehnt er erstmal ab, da er wiederum unter der Angst steht, verletzt zu werden, wenn er sich öffnet. Es bleibt dem Tetanusmenschen nur vor Selbstmitleid zu zerfließen.

Schlußbetrachtung

Die Tetanuserkrankung tritt mehr im hohen Lebensalter auf, vorwiegend bei Männern, und ist eigentlich kaum bei Kleinkindern zu finden (siehe Statistik von Dr. Buchwald im HR 3). Ist es zu verantworten, daß alle Kleinkinder mit drei Monaten durchgeimpft werden, in einem Alter, wo sich ein Säugling wohl kaum verschmutzte, nicht blutende Stichwunden zuziehen kann? Es wäre sicher interessant, auch in Deutschland einmal zu untersuchen, ob das heute sehr verbreitete aggressive Verhalten der Jugendlichen, das sich schon im Kindergarten zeigen kann, unter anderem auch eine Folge der Impfungen ist. (Siehe auch COULTER: "Impfungen - ein Großangriff aufs menschliche Gehirn" erscheint Mitte 1993 im Hirthammer Verlag.)

Über die Auswirkungen der Impfungen auf Psyche und Körper muß noch viel geforscht werden. Die homöopathischen Arzneimittelprüfungen tragen ihren Teil zu dieser Forschung bei. Die Impffolgen fordern uns heraus, gemeinsam zu untersuchen und zu prüfen, um unübersehbare Schäden von uns allen fernzuhalten und die bereits entstandenen zu heilen.

Gerade mit der Tetanusimpfung werden gewisse Bevölkerungskreise übergründlich versorgt, z.B. die Bundeswehr. Soldaten werden meist in Reih und Glied geimpft, häufig ohne vorherige eingehende Untersuchung. Wie kaum wo anders findet sich hier ein reiches Beobachtungsfeld an akuten Impffolgen. Welchen Einfluß jedoch die künstliche Imprägnierung mit dieser Krankheit auf eine Truppe hat, dürfte hochinteressant sein. Alleine durch das kollektive Durchimpfen könnte eine Verstärkung der Impffolgen vermutet werden. Wie wirkt sich diese Aggression auslösende Krankheit auf das Verhalten der Soldaten aus? Auf Soldaten, die Frieden schaffen sollen? All diese Fragen drängen sich einem auf, wenn man sich näher mit den Impffolgen beschäftigt.

Folgen der Tetanus-Schutzimpfung

Fallbeschreibungen

1. Aggressives Verhalten

Eine besorgte Mutter meinte es gut mit ihrer 4jährigen Tochter und wollte sie gegen Tetanus impfen lassen. Aber das kleine Mädchen wehrte sich vehement gegen die Impfung. Es blieb der Mutter nichts anderes übrig, als das Kind mit Gewalt gegen Tetanus impfen zu lassen. Seit diesem Zeitpunkt (vor 6 Monaten) hatte das Kind sehr starke Aggressionen gegen die Mutter entwickelt. Das Mutter-Tochter-Verhältnis verhärtete sich zusehends. Das Kind bekam eine Gabe Tetanusnosode, es wurde von seinen Aggressionen befreit und das Verhältnis zur Mutter normalisierte sich.

2. Mutter in der Schwangerschaft geimpft - Kind behindert

Florian ist 2 3/4 Jahre alt. Er kann noch nicht laufen, er kann nicht alleine sitzen, er kann nicht krabbeln, er kann nicht sprechen, nicht einmal "Mama" sagen. Florians Mutter wurde zwischen dem 6. und 8. Schwangerschaftsmonat gegen Tetanus geimpft.

Jede Nacht wacht er sehr oft weinend auf. Tagsüber schläft er sehr viel, vormittags zwei bis drei Stunden, nachmittags genauso lange. Er bekommt die Tetanusnosode in der C 200. Am Tag danach fängt er an der Hand der Mutter an zu gehen; er reagiert mit einem starken Ausschlag auf die Nosode. Tagsüber braucht er viel weniger Schlaf. In der Nacht schläft er wesentlich ruhiger und schreit nicht mehr. Die Verkrampfungen in den Armen und Beinen lassen deutlich nach.

3. Guillain-Barré-Syndrom

Ein etwa 40jähriger Mann erkältete sich nach einem Bad im kalten See und erkrankte anschließend am Guillain-Barré-Syndrom (Sonderform der polyradikulären Neuritiden), er wurde gelähmt. Normalerweise ist die Prognose bei dieser Krankheit sehr gut, d.h. die Lähmungen entwickeln sich rasch zurück. Bei diesem Mann kam es anders. Seine Lähmungen ließen langsam nach, bis er eines Tages durch ein Ungeschick in der Klinik aus seinem Rollstuhl stürzte und sich eine stark blutende Platzwunde an der Stirn zuzog. Nun bekam er sofort eine Tetanusspritze. Wobei man sich die Frage stellen muß, ob das wirklich notwendig war. Tetanusbakterien leben im Schmutz und nicht auf sterilen Krankenhauskorridoren. Zudem brauchen sie im Körper zu ihrer Vermehrung anaerobe Bedingungen. Eine stark blutende Platzwunde läßt ihnen keine Chance zum Überleben.

Auf dem Beipackzettel des Tetanus-Diphtherie-Adsorbatimpfstoffs (Behring) ist unter Nebenwirkungen zu lesen: "In Einzelfällen wird über Erkrankungen des zentralen oder peripheren Nervensystems, einschließlich aufsteigender Lähmungen bis hin zur Atemlähmung (z.B. Guillain-Barré-Syndrom) sowie über einen Abfall der Blutplättchen und allergische Erkrankungen der Niere berichtet." Wenn eine Impfung eine bestimmte Krankheit auslösen kann, so darf doch unter keinen Umständen geimpft werden, wenn der Geimpfte genau an dieser Krankheit leidet.

Die Rekonvaleszenz dieses Mannes stagnierte. Die Ärzte standen vor einem Rätsel, da sich nun ein atypisches Guillain-Barré-Syndrom entwickelte. Es kamen einige Faktoren hinzu, die normalerweise bei diesem Syndrom nicht auftreten. Die Lähmungen stellten sich wieder ein. Der Patient ist seitdem von Kopf bis Fuß gelähmt und kann nur den rechten Arm mühsam etwas anheben. Das Urogenitalsystem befand sich in einem sehr kritischen Zustand. Auch die stärksten Medikamente konnten nicht verhindern, daß er sich eine Blasenentzündung nach

der anderen zuzog. Er hatte keinen Glauben mehr und jede Hoffnung auf Besserung aufgegeben.
In diesem Zustand bekam er als erstes Mittel der homöopathischen Behandlung die Tetanusnosode und zwar täglich. Daraufhin besserte sich sein Gemütszustand deutlich, auch die Blasen- und Harnprobleme verschwanden. Die Gefahr der ständigen Infektionen wurde gebannt. Die spastischen Krampfanfälle in den Extremitäten besserten sich, und die Spastik in den Beinen verringerte sich insgesamt.

Der doch sehr kritische Zustand des Patienten stabilisierte sich durch die Tetanusnosode deutlich. Weiteres kann nicht berichtet werden, da der Patient die Behandlungsmethode wechselte. Jedenfalls konnte die Impfblockade beseitigt werden und er war nicht mehr von den vielen schweren Medikamenten abhängig, die bereits starke Nebenwirkungen zeigten.

4. Abort

Eine Schwangere bekam im 6. Monat eine Tetanusspritze. Kurze Zeit danach kam es zu einem Abort. An dem Entwicklungszustand des abgestorbenen Fötus konnte man errechnen, daß der Tod kurz nach der Impfung eintrat.
Beipackzettel des Tetanus-Diphtherie-Impfstoff Behring: "Zur Anwendung von TD-Impfstoff Behring während der Schwangerschaft und Stillzeit liegen keine ausreichenden Erfahrungen vor." Dieser Hinweis bedarf dringend einer Korrektur (siehe auch Punkt 2).

5. Butvergiftung

Durch jede Impfung wird die körpereigene Abwehr geschwächt, besonders nach der Tetanusimpfung ist die Gefahr groß sich durch banale Verletzungen eine Blutvergiftung hinzuziehen. Ein Wehrdientsleistender bekam nach einer Tetanusimpfung eine starke Blutvergiftung durch Blasen an den wundgelaufenen Füßen. Das Immunsystem wird speziell gegen tetanusähnliche Verletzungsfolgen geschwächt.

6. Todesfälle

Daß es auch zum Tod kommen kann, wird auf dem bereits erwähnten Beipackzettel nicht erwähnt, obwohl die Todesfälle als Impfschadensfälle anerkannt wurden. Zu unserer aller Sicherheit und der Sicherheit unserer Kinder sollte auch der Beipackzettel auf den neuesten Stand der Erkenntnisse gebracht werden.

Dr.med. Buchwald schildert drei Todesfälle nach Tetanusimpfungen (Erfahrungsheilkunde Bd. 37, Heft 1, Jan. 88).

I. Ein Soldat wurde bei der Bundeswehr geimpft. Er starb nach wochenlanger Bewußtlosigkeit. Anerkannter Impfschaden.
II. Bei einem 14jährigen Jungen entstand eine geringfügige Schürfwunde durch einen Hundebiß. Fünf Minuten nach der daraufhin erfolgten Tetanusspritze war der Junge tot. Bei oberflächlichen, nicht blutenden Hautverletzungen ist eine Tetanusimpfung auch aus schulmedinischer Sicht unnötig.
III. Ein Rentner erlitt durch einen Biß eines Hundes am Bein eine Quetschwunde. Anderthalb Stunden nach der verabreichten Tetanusspritze starb er.

Pasteurs Vermächtnis - eine erschreckende Enthüllung

PASTEUR wirkte in der zweiten Hälfte des vorigen Jahrhunderts und legte die Grundlage für die moderne Medizin wie sie sich uns heutzutage präsentiert. Durch PASTEURs Experimente wurden die Impfungen und Seren in die Medizin eingeführt und fanden dort einen soliden Platz. Es ist PASTEURs Bemühungen zu verdanken, daß zum ersten Mal in der Geschichte der Medizin systematisch brutale Versuche an Tieren durchgeführt wurden und Tierquälerei als Tribut an den Fortschritt der Medizin hingenommen wurde. Antibiotika sind zwar eine spätere Entwicklung der modernen Medizin, jedoch ist es PASTEURs Verdienst, daß die Bekämpfung von Bakterien, Mikroben und Viren mit der Heilung von Krankheit gleichgesetzt wurde. Es ist PASTEURs großes Vermächtnis an die Nachwelt, Krankheiten als selbständige Identitäten getrennt von den Lebewesen zu betrachten. Diese Betrachtungsweise führt zu einer Abstraktion von Krankheit und Leben, zu einer Entmenschlichung von Krankheit, wodurch unvorstellbar inhumane Manipulationen und Unterdrückungen plausibel gemacht werden.

Was würden Sie sagen, wenn Sie wüßten, daß die Experimente von PASTEUR nicht durchdacht und von sehr oberflächlicher Natur waren? Daß er die grundlegenden Erkenntnisse und Theorien seiner zeitgenössischen Kollegen über die Entstehung des Lebens nicht zu verstehen vermochte? Daß seine Deutungen solcher Experimente zwangsläufig zu Fehlinterpretationen und falschen Vorstellungen führten, die PASTEUR sehr eifrig und glaubwürdig zu verbreiten wußte? Die Erklärungen zu seinen Experimenten waren in sich unschlüssig und voller Widersprüche. Er war ein Geist, der sich nicht im Geringsten scheute, das geistige Gut von anderen Wissenschaftlern zu kopieren ohne auf die Väter dieser Ideen hinzuweisen, geschweige denn die Tiefe der wissenschaftlichen Erkenntnisse von anderen im Geringsten verstanden zu haben. Für PASTEUR existierten keine kranken Menschen, sondern nur krankmachende Mikroben. In seiner Negation des Lebens, der Schöpfung, verglich er den wunderbaren mit Leben erfüllten Körper mit einem Faß Bier. Muskeln, Blut usw. waren für ihn nichts weiter als bloße Mixturen von chemischen Grundbestandteilen. Nach seiner Theorie entstehen Krankheiten durch das Zusetzen von Viren in diese chemische Mixtur. Krankheiten entstehen völlig unabhängig davon, wie der Mensch sich verhält, also trotz aller Laster, allen Elends, Hunger und aller Unklugheiten.

PASTEURs einseitige Theorien sind nicht verwunderlich, wenn man bedenkt, daß PASTEUR nur ein Chemiker war und wie einer dachte. Obendrein war er auch kein brillianter Chemiker und absolvierte die Universität mit einem "mittelmäßig" in Chemie. Jegliche medizinische, biologische und physiologische Ausbildung fehlte ihm. Von daher war er auch nicht in der Lage, Experimente auf diesen Gebieten durchzuführen oder die Experimente von anderen zu verstehen. Seine ersten Versuchsreihen auf dem Gebiet der Kristallographie enthielten so viele Lücken, daß Freunde ihm später rieten, dieses Gebiet völlig aufzugeben, um seinen "guten Ruf" nicht zu gefährden.

In welcher Situation befand sich die Menschheit damals? PASTEUR lebte in einer Zeit der großen Entdeckungen, und auch auf dem Gebiet der Medizin waren Bestrebungen im Gange, das Geheimnis der Lebensprozesse zu enträtseln. Darüber gab es zahlreiche Theorien und Ideen, die von ganz materiellen Denkweisen bis hin in das Mystische reichten, aber es gab keine echte wissenschaftliche Basis, um das Phänomen des Lebens zu erklären. Aus zwei Gründen war und ist es von imminenter Wichtigkeit, das Leben, den lebendigen Organismus richtig zu verstehen.

1. Krankheiten sind Prozesse, die nur im lebendigen Organismus beobachtet werden. Daher kann nur das gründliche Verständnis über das Leben uns vor Krankheit bewahren bzw. uns aus dem Krankheitszustand herausholen.

2. Der Aufbau eines Heilwissens wird immer von dem jeweiligen Verständnis der Lebensprozesse abhängig sein. Je oberflächlicher das Leben betrachtet wird, um so primitiver werden die vorbeugenden und heilenden Maßnahmen sein.

Aus dieser Sichtweise heraus können wir uns vorstellen, welchen Weg die Menschheit aus dem damaligen Chaos auch in der medizinischen Wissenschaft hätte gehen sollen und was daraus, dank PASTEUR, geworden ist. Niemand wußte damals, was Leben überhaupt bedeutete, geschweige, daß durch Experimente fundierte Erklärungen gegeben worden wären. Es gab zwar schon Experimente über das Phänomen der Fäulnis bzw. Gärung, aber sie konnten keinem Menschen einen tieferen Einblick in die Geheimnisse der Natur verschaffen.

Die Lebensvorgänge in einem gesunden Organismus funktionieren einwandfrei. Die Schwierigkeit, diese Lebensprozesse zu ergründen liegen in folgendem Problem. Durch jedes Experiment wird der normale Prozeß in irgendeiner Weise beeinflußt, d.h. er weicht vom normalen Zustand ab. Über die Gärungsexperimente erhoffte man sich Aufschlüsse über die Entstehung des Lebens. PASTEUR, dem das Verdienst zugerechnet wird, die Gärung wissenschaftlich analysiert und erklärt zu haben, kopierte viele seiner Versuchsanordnungen von anderen Forschern. Er war sich zu keinem Zeitpunkt schlüssig über die Resultate seiner Untersuchungen. Er revidierte sich immer wieder und nahm alte, abgelegte Anschauungsweisen je nach Belieben wieder auf. Einmal begeisterte er sich für die Idee der Spontanerzeugung, ein anderes Mal für die Mikroben in der Luft. Bis er sich schließlich immer mehr der einfachsten Erklärung, nämlich der Mikrobentheorie zuwandte, die BECHAMP widerlegte.

Bevor PASTEUR mit seinen Gärungsversuchen überhaupt angefangen hatte, führte Prof. Antoine BECHAMP eine Reihe von sehr einfachen, aber gründlichen Experimenten über die Gärung durch. Am Schluß konnte er den gesamten Gärungs- und Fäulnisprozeß von Grund auf erklären, d.h. die Experimente PASTEURs waren von vornherein überflüssig und verfälschten im Nachhinein die Tatsachen. BECHAMP zeigte, daß das Phänomen der Gärung aus einem komplexen Vorgang aus Ernährung, Assimilation, Disassimilation und Ausscheidung der disassimilierten Produkte besteht, der von den Mikroorganismen durchgeführt wird. Damit legt BECHAMP die Basis für die Wissenschaft der Zytologie. An sich ist dies eine sehr einfache und einleuchtende Erklärung, aber für den komplizierten Geist des Menschen trotzdem zu schwer zu verstehen. Der Mensch neigt dazu oberflächliche und simplifizierende Erklärungen eher anzunehmen als tiefgehende, fundamentale Theorien. Einer der Einwände von PASTEUR und anderen Wissenschaftlern war, wie können die Mikroorganismen eine so große Menge Alkohol aus dem Zucker durch ihre winzigen Mengen Ferment produzieren? Wenn ein Mensch von 60 kg Körpergewicht 100 Jahre alt werden würde, hätte er etwa 20000 kg Fleisch gegessen und unter anderem 800 kg Harnsäure als Exkrement produziert. Was ein Mensch in 100 Jahren an Ausscheidung produziert, produzieren 100 Menschen in einem Jahr und noch mehr Menschen in einem Tag. Genauso verhält es sich mit den Mikroorganismen. Dies war BECHAMPs Antwort auf die Kritik von PASTEUR. Daß BECHAMP zu solchen erklärenden Vergleichen griff, zeigt, daß PASTEUR die grundsätzlichen physiologischen Prozesse unverständlich geblieben waren.

PASTEUR und BECHAMP sind sich darüber einig, daß Gärung bzw. Fäulnis durch die Mikroorganismen geschieht. Der gravierende Unterschied zwischen beiden liegt darin, daß PASTEUR nicht wußte, *auf welche Weise* die Gärung stattfindet. Er glaubte, daß die Mikroorganismen für alles verantwortlich seien. Aus dieser Unwissenheit heraus schrieb er den Mikroorganismen immer mehr Macht zu, bis schließlich seiner Meinung nach alle Krankheiten nur als Folge von Mikroben auftreten. Seine logische Schlußfolgerung war, daß das Fernhalten aller Mikroben den Menschen vor Krankheiten bewahren würde. Ein Irrtum, dem die Schulmedizin immer noch aufliegt.

Ganz im Gegensatz dazu steht die Erklärung von BECHAMP: Bei einem Krankheitsprozeß sind die Mikroorganismen für die *Umwandlung* der Krankheitsprodukte zuständig. Sie stellen nicht ihre Ursache dar. D.h. die Mikroben (Viren) ernähren sich von den Krankheitsprodukten und wandeln sie in unschädliche Stoffe um. Damit zeigt er eindeutig, daß die *Mikroben nicht Krankheitserreger* sind und auch keine Krankheiten verursachen, sondern ganz im Gegenteil den Heilungsprozeß unterstützen und fördern. Eine Betrachtungsweise auf der auch das Konzept der Homöopathie beruht. Nach Pasteur jedoch müssen die Mikroben zerstört bzw. bekämpft werden. Damit begann die gewaltige zerstörerische Arbeit der Schulmedizin gegen die Naturprozesse und Lebewesen. Anstatt Krankheiten zu heilen, wird der Heilungsprozeß verhindert, und der Organismus nach und nach immer lebensunfähiger gemacht.

Die weiteren Forschungen BECHAMPs enthüllten ihm immer mehr die Geheimnisse des Lebens. Er konnte beim Gärungsprozeß ganz kleine Körperchen, die er später Microzymen nannte, beobachten. Durch Experimente bewies er eindeutig, daß diese *Microzymen* den Gärungsprozeß steuern. Bei seinen Versuchen waren alle äußeren Einflüsse und Mikroorganismen ausgeschlossen. Trotzdem fand eine vollständige Zersetzung eines toten Organismus statt und an der Stelle entdeckte er später Milliarden von Mikroorganismen. Diese und andere Experimente lieferten den Beweis für die Bildung der Mikroorganismen aus den Microzymen. Microzyme sind also der Ursprung des Lebens und wandeln sich in entsprechende Strukturen für den jeweiligen Zustand des Organismus. Sie sind unsterblich und können Jahrmillionen in einem latenten Zustand verharren, um jederzeit aktiv zu werden. Nach BECHAMP ist es nicht der Mikroorganismus, der das Medium bestimmt (z.B. eine Zuckerlösung oder ein Lebewesen), sondern das Medium bestimmt den Mikroorganismus. D.h. ein Mikroorganismus kann je nach dem Zustand des Organismus verschiedene Formen annehmen. Daher können alle auch noch so sensationell wirkenden Experimente seit den Zeiten Pasteurs mit giftigen Viren, mit künstlich erzeugten Krankheiten (Seren) keine Basis für einen Schutz vor Krankheiten (Impfen) darstellen.

PASTEUR ist auch durch seine Experimente mit dem Milzbrandbazillus berühmt geworden, wobei der Allgemeinheit einige Fakten vorenthalten wurden, z.B. über die Entwicklung des Milzbrandserums. Anstatt die Schafe durch Impfen vor der Krankheit zu bewahren, sind Tausende und Abertausende von Schafen durch das Milzbrandimpfserum ums Leben gekommen. In Frankreich mußte PASTEUR sogar vielen Bauern die toten Schafe vergüten. Auch wenn andere Forscher seine Impftheorie widerlegten, war das Impfgeschäft für ihn zu lukrativ, um es aufzugeben. Insbesondere haben die Professoren vom Veterinärmedizinischen Institut Turin (Italien) zeigen können, daß PASTEURs Methode ein absoluter Fehlschlag war. Trotzdem setzte sich PASTEUR durch.
Es läßt sich nicht leugnen, daß die moderne Medizin in einer Sackgasse steckt. Das sollte uns nicht wundern, wenn wir bedenken, daß überhaupt keine echte wissenschaftliche Basis dafür existiert. Die Experimente PASTEURs, die die Grundlage der modernen Medizin bilden, waren unwissenschaftlich und manipuliert. Die Experimente und Theorien BECHAMPs belegen dagegen auf solide Art und Weise auch die Wissenschaft der Homöopathie.

Quelle: Bechamp or Pasteur? Pasteur exposed. Ethel Douglas Hume, C.W. Daniel Co. (erscheint auf deutsch imVerlag Lage & Roy 1993)

Lesermeinungen

»Selbstheilung - darf man das?« *Diese Frage wurde unseren Lesern im letzten Ratgeber gestellt. Hierzu einige Meinungen.*

Homöopathie kann die Seele nicht beeinträchtigen

Ganz grundsätzlich sollten Laien nicht zu viel mit homöopathischen Mitteln herumexperimentieren, da sie den Fall verschleiern können oder ein paar Beschwerden symptomatisch wegkurieren ohne das Hauptproblem angegangen zu sein, und dadurch wird es dann für den später hinzugezogenen Behandler schwieriger, das richtige Mittel zu finden.

Aber das trifft bei dem vorliegenden Fall nicht zu. Es war ja ein Notfall, der Kinderarzt war nicht erreichbar, und die Mutter scheint auch etwas von Homöopathie zu verstehen.

Die Sorge der Mutter ist es - kann eine homöopathische Mittelgabe ein tiefer seelischer Einschnitt sein?

Meiner Meinung nach: Nein! Auch bei noch so hoher Potenz nicht. Die Seele, unser unsterblicher Teil, braucht hier auf der Erde zum sich darstellen, sich auszudrücken und zum Handeln einen materiellen Körper. Dieser Körper hat noch eine unsichtbare Kraft, die alle Lebensvorgänge reguliert, die Krankheiten heilt, die unserer Selbsterhaltung dient: die Lebenskraft, oder wie Hahnemann sie nannte: die Dynamis. In manchen Situationen schafft es die Lebenskraft nicht mehr, eine Krankheit im Körper auszulöschen. Da können wir ihr mit homöopathischen Mitteln helfen. Das homöopathische Mittel fordert die Lebenskraft zu einer ganz bestimmten, gezielten Reaktion heraus - und diese gewollte Reaktion löscht die vorhandene Krankheit aus.

Eine hohe Potenz oder besser eine zu hohe Potenz kann höchstens eine zu starke Reaktion der Lebenskraft provozieren, und es kommt zu einer Verschlimmerung. Oder es war das falsche Mittel, dann kommt es zu einer Arzneimittelprüfung.

Man kann die Lebenskraft auch überfordern: z.B. bei einem Schwerkranken, sterbenden Menschen, mit ganz schwacher Lebenskraft. Hier bewirkt eine Hochpotenz, daß die Lebenskraft noch einmal alle Kraftreserven mobilisiert; der Patient öffnet vielleicht die Augen, bekommt wieder Farbe im Gesicht, vielleicht strahlt oder lächelt er kurz, aber dann stirbt er, weil alle Energiereserven verbraucht sind.

In allen Fällen wird der Körper und die Dynamis von einem homöopathischen Mittel beeinflußt. Die Seele aber nicht. Die Seele entwickelt sich ständig weiter bzw. höher und je besser ihr Werkzeug - der Körper - funktioniert, um sich aktiv und handelnd in dieser Welt darzustellen, desto leichter kann die Höherentwicklung der Seele fallen. Deshalb ist ein homöopathisch geheilter Körper immer ein Vorteil für die Seele, nie ein tiefer Einschnitt.

Wogegen eine unterdrückende Maßnahme, wie Impfung oder allopathische Behandlung, immer Krankheiten und Probleme nach innen verdrängt, lebenswichtige Bereiche gefährdet und die Lebenskraft schwächt. Die Seele kann nicht mehr auf alle Möglichkeiten der Ausdrucksform zurückgreifen und wird damit in der Entwicklung eher gebremst. D.h. jetzt nicht, daß sich die Seele gar nicht mehr weiterentwickeln kann. Sie kann es auch mit einem kranken, behinderten oder auch schon verstorbenen Körper. Aber es wird mühsamer und geht nicht mehr so leicht.

Um Irrtümer zu vermeiden, möchte ich noch hinzufügen, daß ich mit Seele nicht die Psyche meine. Psychische Symptome wie Furcht vor gewissen Dingen, Wahnvorstellungen, Einbildungen, Zorn, Ärger usw. können natürlich schon mit homöopathischen Mitteln beeinflußt werden.

Unsere Psyche (oder auch "Tier"-Seele) ist zwar auch unsichtbar, aber wie unser Körper zu dieser Erde gehörig und vergänglich, während unsere eigentliche Seele "nicht von dieser Welt ist" und unvergänglich ist.

H. Reinmiedl, Petershausen

Kommunikation auf immaterieller Ebene

Natürlich darf man das! Man sollte es sogar! Zeugt es doch von Verantwortungsübernahme und des "sich Gedanken machens". Wenn es so ist, daß vor der materiellen Krankheit immer die immaterielle Idee steht, dann muß ich mich auf dieselbe Ebene begeben, um ins "Gespräch" zu kommen.

Rixen-Cunow, 2352 Großbuchwald

Leserbriefe

Ein echter Ratgeber

Ich habe mich sehr gefreut, daß Sie die Mühe auf sich nehmen und den ehemaligen Homöopathie-Kurier durch den Homoöpathischen Ratgeber fortsetzen. Was mir an dem neuen Ratgeber gefällt: er ist lebendig und praxisnah und wie Ihre früheren Hefte, ein echter Ratgeber, den ich gerne immer wieder zu Rate ziehe und lese.
In Ihren Heften geht es wenigstens nur um die reine und praktische Homöopathie und nicht um bloße Anregungen, wie man den anderen helfen kann. Im Gegensatz zu anderen Homöopathie-Zeitschriften, in die ich hineingeschnuppert habe und wo ich viel "leere" Artikel über Vereinigungen, Computerprogramme, Werbung, Interviews usw. gelesen habe.
Ich freue mich schon auf die nächste Ausgabe Ihres Ratgebers.
H. Reinmiedl, 8067 Petershausen

Impfschäden dürfen wegen einer Minderheit nicht mitgetragen werden (zu HR 4)

Basierend auf den Äußerungen von Hr. Vögeli (Schweizer Homöopath) über die Impfungen, glaube ich nicht mehr an den Wert der Impfungen und habe dieselben auf Tetanus- und Polioimpfungen reduziert. Aber auch von diesen Impfungen bin ich nicht überzeugt, da nur ein geringer Prozentsatz von Menschen empfänglich ist für diese Krankheiten, und man es den restlichen Menschen eigentlich nicht zumuten sollte, die Impfschäden wegen einer Minderheit mittragen zu müssen.
Aus diesen Gründen kommen mir Ihre Empfehlungen sehr gelegen. Es ist nun meine Frage, wie lange haben Sie schon diese Art von Impfungen praktiziert, und ob Sie schon Fälle behandelt haben, die aufgrund nicht stattgehabter Impfungen an Polio oder Tetanus akut erkrankt sind.
Es scheint in der Luft zu liegen, daß man gegenüber den Impfungen etwas kritisch eingestellt wird. Je mehr die Ärzte für Impfungen werben, umso reservierter wird die Bevölkerung. In diesem Zustand ist es besonders wichtig, daß die Homöopathie handfeste Erfahrungen vorweisen kann. Wie ich gehört habe, wird auch bei Alf Geukens (belgischer Homöopath) nicht mehr gegen Tetanus geimpft. Ich würde dies gerne tun, habe jedoch noch nicht den Mut dazu.
Dr.med. P. Meyer-König, 7790 Meßkirch

R.R.: Polio und Tetanus sind homöopathisch genauso zu behandeln wie jede andere Krankheit - nach dem Ähnlichkeitsgesetz. Der Erfolg ist nicht weniger als bei anderen Krankheiten.
In Indien ist die normale Polioimpfung sehr verbreitet. Es gibt kaum Kinder, die nicht geimpft sind. Es erkranken genügend Geimpfte an Polio. Ich habe bisher nur erlebt, daß die Kinder in kurzer Zeit durch die homöopathische Behandlung völlig gesund wurden. Ich habe gute Erfahrungen mit der Homöopathie gemacht bei der Behandlung von Lähmungen nach Polioerkrankung, die bis zu fünf Jahren zurücklagen. Die homöopathische Impfung empfehle ich seit 13 Jahren.

Homöopathie verbessert Betriebsklima

Vor ungefähr acht Jahren noch hatte ich in meinem Beruf große Probleme. Ich leite eine Redaktion mit vielen Mitarbeiterinnen, und es kam damals immer wieder vor, daß geplante Sendungen zu platzen drohten, weil die jeweiligen Zuarbeiterinnen krank wurden. Ständig gab es irgendwelche "Grippe"-Epidemien, Kopfschmerzen, Übelkeit, Seelenkummer, zeitweise war der ganze "Flur" krank, und an mir blieb die Arbeit hängen. Damals fing ich an, Mitarbieterninen die Homöopathie zu empfehlen. Inzwischen ist fast die gesamte Abteilung (ca. 15 von 20 Mitarbeitern) in homöopathischer Behandlung, und die Krankmeldungen sind rapide zurückgegangen. Ein journalistischer Betrieb vereint unter seinem Dach viele ehrgeizige, streitsüchtige, auch exzentrische Menschen, der Konkurrenzkampf ist groß, aber ich möchte behaupten, daß sich durch die Homöopathie das Betriebsklima enorm verbessert hat.
Barbara Asbeck

Impfen und Zahnprobleme

So oft ich schon in diesem Ratgeber gelesen habe, finde ich immer wieder Neues - so dicht ist das darin enthaltene Wissen! Ich freute mich auch darüber, daß hier endlich einmal über Zusammenhänge zwischen Impfung und Zahnproblemen gesprochen wird.
G. Schmidt, A-Wien

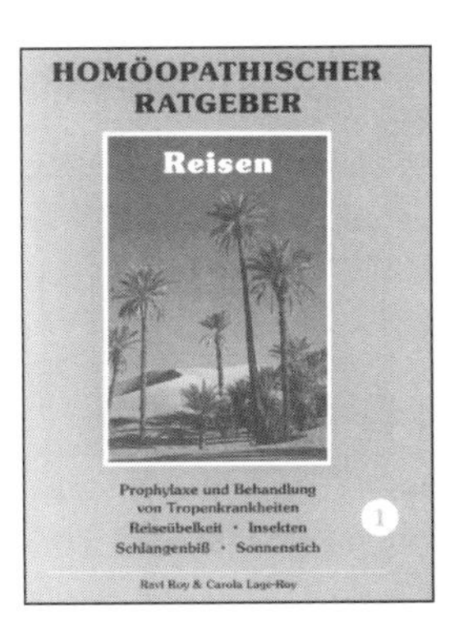
HOMÖOPATHISCHER
RATGEBER
Reisen
Prophylaxe und Behandlung
von Tropenkrankheiten
Reiseübelkeit · Insekten
Schlangenbiß · Sonnenstich
1
Ravi Roy & Carola Lage-Roy

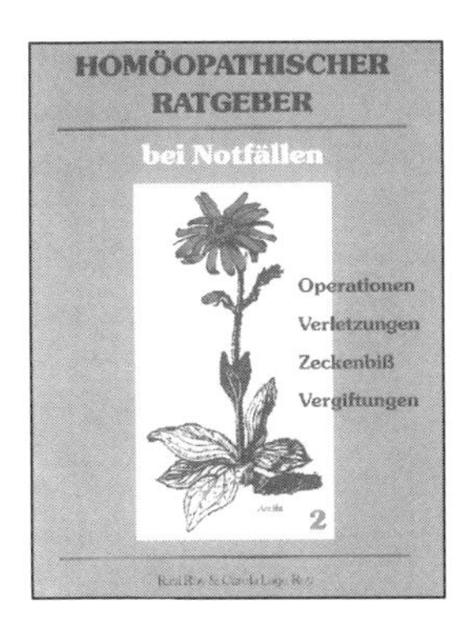
HOMÖOPATHISCHER
RATGEBER
bei Notfällen
Operationen
Verletzungen
Zeckenbiß
Vergiftungen
2
Ravi Roy & Carola Lage-Roy

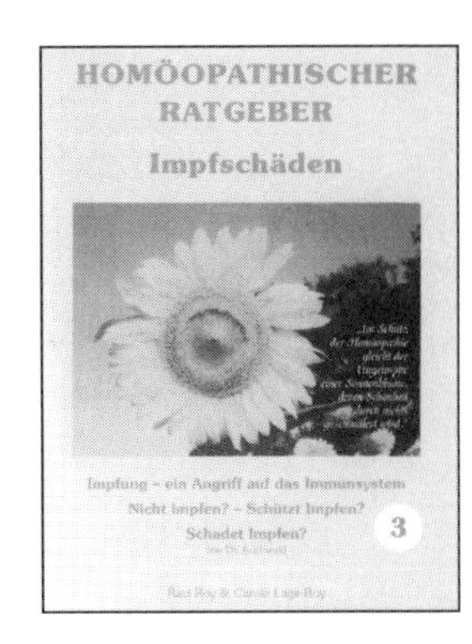
HOMÖOPATHISCHER
RATGEBER
Impfschäden
Impfung - ein Angriff auf das Immunsystem
Nicht impfen? - Schützt Impfen?
Schadet Impfen?
3
Ravi Roy & Carola Lage-Roy

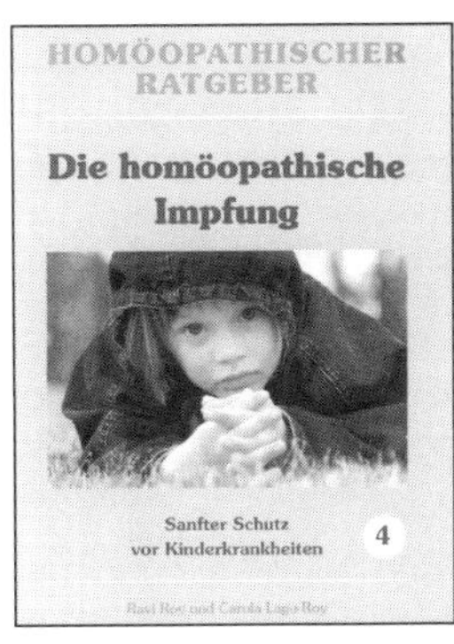
HOMÖOPATHISCHER
RATGEBER
Die homöopathische
Impfung
Sanfter Schutz
vor Kinderkrankheiten
4
Ravi Roy und Carola Lage-Roy

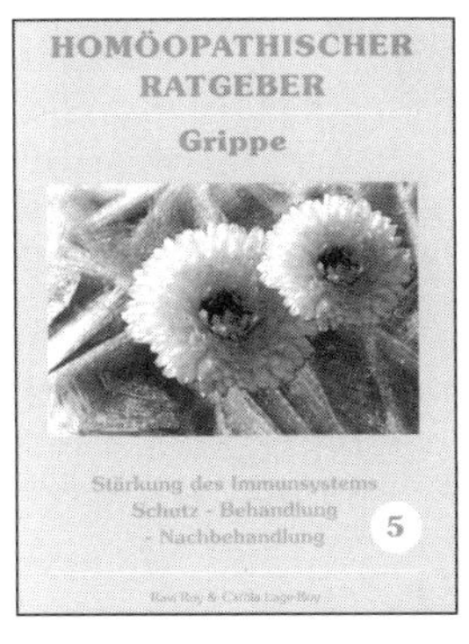
HOMÖOPATHISCHER
RATGEBER
Grippe
Stärkung des Immunsystems
Schutz - Behandlung
- Nachbehandlung
5
Ravi Roy & Carola Lage-Roy

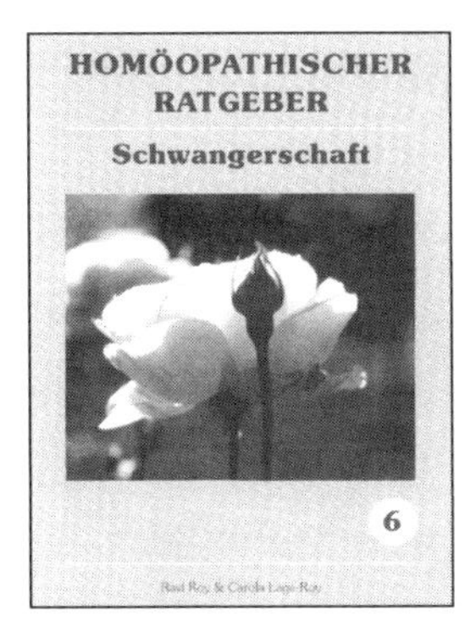
HOMÖOPATHISCHER
RATGEBER
Schwangerschaft
6
Ravi Roy & Carola Lage-Roy

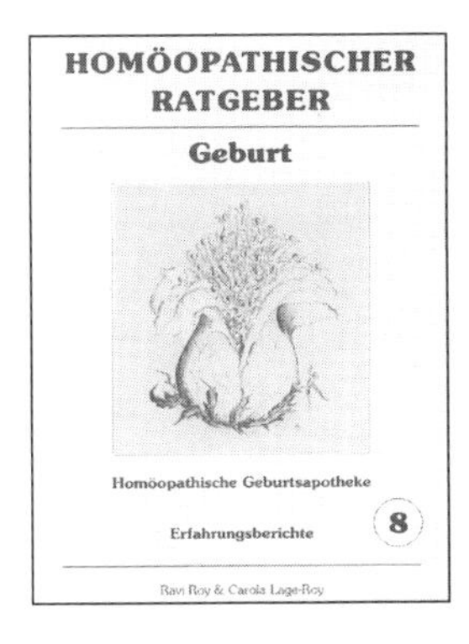
HOMÖOPATHISCHER
RATGEBER
Geburt
Homöopathische Geburtsapotheke
Erfahrungsberichte
8
Ravi Roy & Carola Lage-Roy

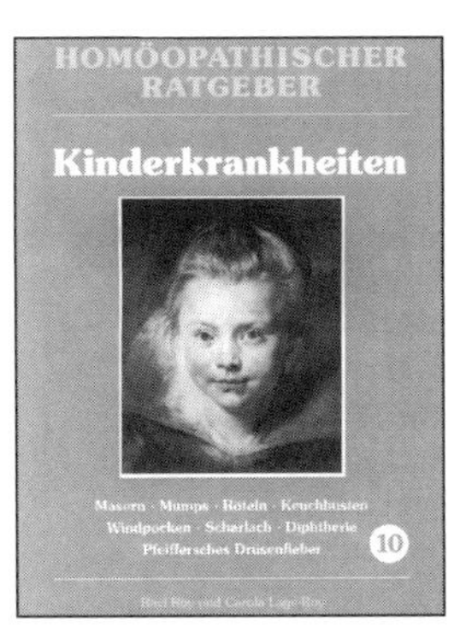
HOMÖOPATHISCHER
RATGEBER
Kinderkrankheiten
Masern · Mumps · Röteln · Keuchhusten
Windpocken · Scharlach · Diphtherie
Pfeiffersches Drüsenfieber
10
Ravi Roy und Carola Lage-Roy

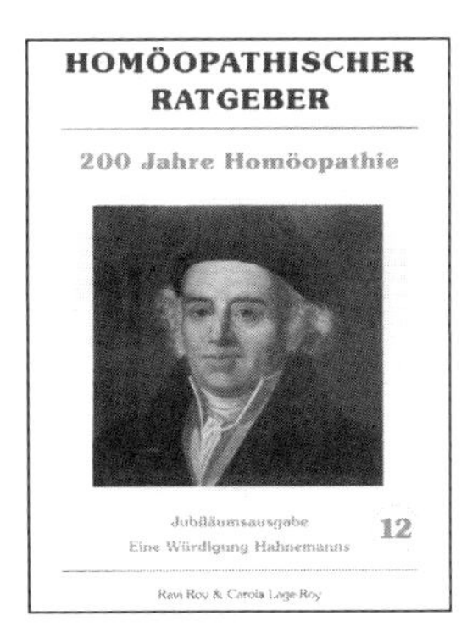
HOMÖOPATHISCHER
RATGEBER
200 Jahre Homöopathie
Jubiläumsausgabe
Eine Würdigung Hahnemanns
12
Ravi Roy & Carola Lage-Roy

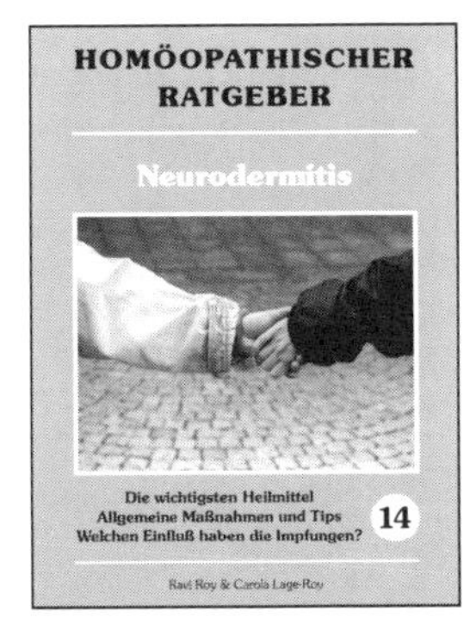
HOMÖOPATHISCHER
RATGEBER
Neurodermitis
Die wichtigsten Heilmittel
Allgemeine Maßnahmen und Tips
Welchen Einfluß haben die Impfungen?
14
Ravi Roy & Carola Lage-Roy

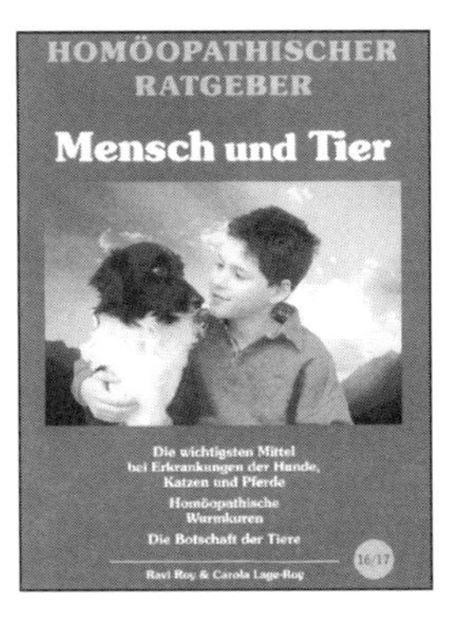
HOMÖOPATHISCHER
RATGEBER
Mensch und Tier
Die wichtigsten Mittel
bei Erkrankungen der Hunde,
Katzen und Pferde
Homöopathische
Wurmkuren
Die Botschaft der Tiere
16/17
Ravi Roy & Carola Lage-Roy

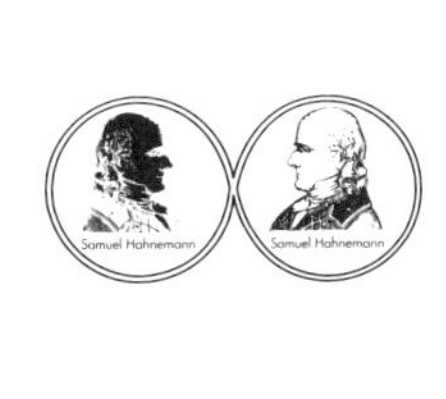
Samuel Hahnemann
Samuel Hahnemann

Nr. 1 REISEN, AUCH TROPENREISEN *ISBN-3-929108-01*

Dieser handliche Ratgeber für "Reisen, auch Tropenreisen" gibt Tips für viele gesundheitliche Probleme, die während einer Reise auftreten können. Der Bereich "Tropenreisen" wird besonders ausführlich behandelt. Angefangen von Vorbereitungsmaßnahmen für Ihre Reise, die Zusammenstellung Ihrer homöopathischen Reiseapotheke, homöopathische Impfungen (z.B. Gelbfieber, Typhus, Polio, Cholera), besonders die wichtige Malaria-Prophylaxe, die Behandlung von Tropenkrankheiten bis hin zu Ernährungsratschlägen für tropische Länder sind alle Themen kurz und bündig geschildert. Die homöopathische Prophylaxe bietet einen sicheren und sanften Schutz, frei von Nebenwirkungen und gesundheitlichen Beeinträchtigungen. (30 Seiten)

Weiteres aus dem Inhalt:

Reiseübelkeit, Jetlag, Flieger- und Seekrankheit, Vergiftungen, Durchfall durch verdorbenes Wasser, Höhenkrankheit, giftige Pflanzen, Schlangenbisse, Sonnenstich, Schutz vor Gehirnhautentzündung und Borreliose nach Zeckenbiß

Nr. 2 NOTFÄLLE *ISBN-3-929108-02-X*

Die homöopathischen Möglichkeiten für eine schnelle und sanfte Hilfe sind in dieser Broschüre geschildert. Auf vielfachen Wunsch wurde auch das Thema "Operationsbegleitung" bei der Neuauflage dieses Ratgebers behandelt. Ferner wird eine sehr effektive Behandlung von Verbrennungen 3. Grades als eine sanfte Alternative zu Hautverpflanzungen vorgestellt. Das Heft wurde dem Buch "Selbstheilung durch Homöopathie" entnommen und eignet sich durch seinen umfassenden Inhalt und sein handliches Format auch als empfehlenswerter Begleiter zum Ratgeber "Reisen, auch Tropenreisen". (71 Seiten)

Weiteres aus dem Inhalt:

Wunden, Sportverletzungen, elektrischer Schlag, Atmungsnotfälle, Erfrierungen, Vergiftungen, Folge von Sonne und Hitze, Insektenstiche, Zecken, Angina pectoris, Prophylaxe vor Zeckenbißfieberenzephalitis und Borreliose

Nr. 3 IMPFSCHÄDEN *ISBN-3-929108-03-8*

Impfung stellt immer einen Anschlag auf das menschliche Immunsystem dar und kann zu schweren gesundheitlichen Schäden führen. Diese möglichen Impffolgen werden ausführlich u.a. von Dr. Buchwald geschildert und statistisch erfaßt. Aus homöopathische Sicht wird aufgezeigt, wie sich die herkömmliche Impfung auf unseren Organismus auswirkt. Wir möchten vor allem Eltern darüber aufklären, was sie über die Impfung und ihre Kontraindikationen wissen sollten. Auch werden bereits Impfgeschädigte über rechtliche Möglichkeiten informiert. (72 Seiten)

Weiteres aus dem Inhalt:

Impfungen können die homöopathische Behandlung blockieren, Impfblockaden, schwere Impfschäden (Dr. Buchwald), Risiken des Tine-Test, Impfstoffzusätze und Impffolgen, Rechtshilfe

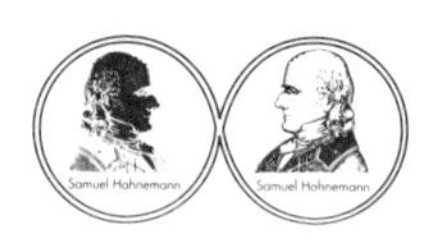

Nr. 4 DIE HOMÖOPATHISCHE IMPFUNG *ISBN-3-929108-04-6*

Das Thema Impfen und die oft schlimmen Folgen werden uns immer bewußter. Die Impfgegner nehmen zu, aber sie haben einen schweren Stand gegen die gegenwärtig noch übermächtige Schulmedizin, die das Geschäft mit der Angst ständig schürt. Die Homöopathie bietet eine bewährte Alternative für einen sanften Schutz vor Kinderkrankheiten (Scharlach, Keuchhusten, Polio, Röteln, Masern, Mumps) durch Nosoden, Hauptmittel und spezielle Epidemiemittel. Es wird genau erläutert, wie die homöopathische Impfung durchzuführen ist. (36 Seiten)

Weiteres aus dem Inhalt:
Schutz vor Tetanus, Hintergründe zur Hib-Impfung, Appelle gegen die Impf-pflicht, Impffragebogen, Folgen einer MMR-Impfung, Bildung von Diphtherie-Antitoxinen nach homöopathischer Impfung

Nr. 5 GRIPPE *ISBN-3-929108-05-4*

Hier geht es um die Behandlung der echten Grippe (Influenza), die einen wesentlich schwereren Krankheitsverlauf als eine normale Erkältung hat. Eine wichtige Voraussetzung liegt in der Stärkung des Immunsystems. Der homöopathische Grippeschutz, Ernährungs- und Verhaltensratschläge, die Rolle des heilsamen Fiebers, die sanfte und nebenwirkungsfreie Grippe-Behandlung wie auch die Nachbehandlung werden in diesem Ratgeber erläutert. (39 Seiten)

Weiteres aus dem Inhalt :
Zungendiagnostik zur Mittelwahl; Wesen des tuberculinischen Miasma; Risiken der Grippe-Schutzimpfung

Nr. 6 SCHWANGERSCHAFT *ISBN-3-929108-06-2*

Durch die heutige Medizin fühlen sich schwangere Frauen in zunehmendem Maß verunsichert.Gerade in der sanften und nebenwirkungsfreien Schwangerschaftsbehandlung liegt eine Domäne der Homöopathie.Es können eigene Schwächen bearbeitet werden, um dem Kind eine gesunde Basis für das Leben zu bieten. Auch befaßt sich die Broschüre mit den am häufigsten von schwangeren Frauen gestellten Fragen. Medikamente und ihre möglichen Folgen, z.B. Schädigung des Embryos, werden übersichtlich aufgeführt. (33 Seiten)

Weiteres aus dem Inhalt:
Häufige Schwangerschaftsbeschwerden wie Zahnschmerzen und Durchfall; Risiken von Routineuntersuchungen; Ultraschall; Mikrowelle und Bildschirmarbeit; Fallbeschreibungen: Placenta praevia und Unterversorgung des Foetus; Ernährung

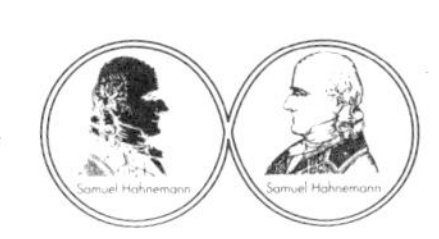

Nr. 8 GEBURT

ISBN-3-929108-08-9

Der Wunsch nach einer natürlichen Geburt setzt sich immer mehr durch. Dieser Ratgeber möchte werdenden Mütter, wie auch Hebammen und Geburtshelfern die nötigen Informationen geben, um diese Vorstellungen Wirklichkeit werden zu lassen. Die Homöopathie steht hier hilfreich zur Seite. Besonders ausführlich wurde die Behandlung der "Eklampsie" geschildert. (40 Seiten)
Weiteres aus dem Inhalt:
Ernährung, Geburtsphasen, Hausgeburt, Gefahren der Routinemaßnahmen, Dammschutz, Kaiserschnitt, Steißlage, Wehenschwäche, Ultraschall, Toxoplasmoseschutz, Erfahrungsbericht

Nr. 9 SÄUGLING - WOCHENBETT

ISBN-3-929108-09-7

Dieser Ratgeber wendet sich vor allem an Hebammen, Geburtshelfer, junge Mütter und Väter, die mit Rat und Tat der jungen Familie zur Seite stehen möchten. Alle wichtigen Phasen, Probleme und Krankheitszustände des Neugeborenen und der Wöchnerin sind umfassend beschrieben. Das Thema "Stillen" und die damit verbundenen Probleme werden ausführlich behandelt. Die "Indische Wochenbettmassage" wird hier erstmals beschrieben. Sie stellt eine wertvolle Hilfe für die Wöchnerin nach der Geburt dar. (ca. 120 Seiten, erscheint April 1995)
Weiteres aus dem Inhalt:
Nachwehen, Wochenbettfluß, Gebärmutterrückbildung, Wochenbettdepression, Brustentzündung, Ernährung, Durchfall, Verstopfung, Urinverhalten, geburtsbedingte Verletzungen, der Nabel, Schlafstörungen des Säuglings, Gelbsucht, Erbrechen, Krämpfe, Schnupfen, Wundsein, Routineuntersuchungen, die "Öleinreibung für das Baby"

Nr. 10 KINDERKRANKHEITEN

ISBN-3-929108-10-0

Kinderkrankheiten dienen dazu, das Leben besser zu meistern und stärken das Selbstvertrauen. Dieser Ratgeber möchte Eltern und Therapeuten helfen, Kinderkrankheiten richtig zu verstehen und sie befähigen, den Heilungsprozeß mit homöopathischer Hilfe zu unterstützen. Empfehlenswert zu diesem Ratgeber ist die Broschüre "Homöopathische Impfung". (32 Seiten)

Weiteres aus dem Inhalt :
Scharlach, Masern, Windpocken, Röteln, Mumps, Diphtherie, Keuchhusten, Pfeiffer'sches Drüsenfieber

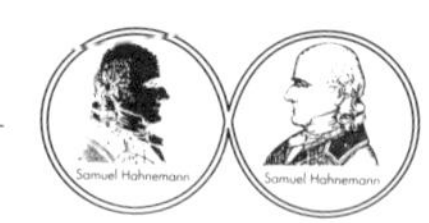

Nr. 12 200 JAHRE HOMÖOPATHIE

ISBN-3-929108-12-7

"Similia similibus curantur" - Ähnliches wird mit Ähnlichem geheilt !
In dieser Jubiläumsausgabe zum 200jährigen Bestehen der Homöopathie wird das Lebenswerk von Samuel Hahnemann gewürdigt. Sein schwerer und fruchtbarer Weg vom Arzt hin zum Begründer der Homöopathie, der sich zur Lebensaufgabe gemacht hatte, kranke Menschen schnell, sicher, sanft und dauerhaft zu heilen, wird hier dargestellt. (48 Seiten)
Weiteres aus dem Inhalt :
Lebensstationen, seine Ehe mit Melanie, berühmte Schüler Hahnemanns, homöopathische Anekdoten, Psychotherapie und Ähnlichkeitsgesetz

Nr. 14 NEURODERMITIS

ISBN-3-929108-14-3

Die Neurodermitis hat sich in den letzten Jahren in einem erschreckenden Ausmaß verbreitet. Vor allem Kinder leiden oft sehr stark daran. Die Homöopathie bietet Möglichkeiten dieses als schwer heilbar geltende Leiden zu lindern und zu heilen. Auf den Einfluß von Impfungen, besonders der Polioimpfung, wird ausführlich eingegangen. (32 Seiten)
Weiteres aus dem Inhalt:
Allgemeine Maßnahmen und Tips, wichtigste Mittel bei Neurodermitis, Zusätze in Lebensmitteln als Allergieauslöser, Interview: Homöopathie und klinische Ökologie;
Erfahrungsberichte

Nr. 16 MENSCH UND TIER

ISBN-3-929108-16-X

Dieser Ratgeber wird alle Tierfreunde erfreuen. Es geht hier um die homöopathische Behandlung von Hunden, Katzen und Pferden. Nicht nur die wichtigsten Katzen- und Hundekonstitutionstypen werden herausgearbeitet, sondern auch die Möglichkeit einer tiereiweißarmen Ernährung erläutert, die Impffrage und Wurmtherapie aus anderem Blickwinkel gesehen, über eine Begleittherapie bei Kastration und Sterilisation und das Vermeiden von Verhaltensstörungen berichtet. Das Buch möchte Anregungen geben für einen tiergemäßen und respektvolleren Umgang mit unseren kleinen Freunden. (116 Seiten)
Weiteres aus dem Inhalt:
Miasmatische Grundlagen des Fleischverzehrs. Warum essen die Menschen so gerne Fleisch? Was uns die Tiere dazu mitteilen. Qualzüchtung; Insekten- und Ungezieferbefall; Fallbeschreibungen; gesunde Ernährung; LM-Potenzen in der Konstitutionsbehandlung der Pferde.

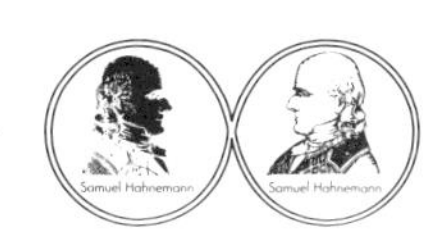

EMPFEHLENSWERTE LITERATUR

SELBSTHEILUNG DURCH HOMÖOPATHIE

Ravi Roy und Carola Lage-Roy beschreiben hier Möglichkeiten medizinischer Selbsthilfe, die für jeden anwendbar sind. Durch die übersichtliche Anordnung und die jedem Kapitel zugeordneten Symptomenverzeichnisse ermöglicht "Selbstheilung durch Homöopathie" das schnelle Erkennen des richtigen Mittels. Zur Veranschaulichung des breiten Anwendungssprektrums einige Stichworte aus dem Inhalt:

Erste-Hilfe-Maßnahmen
Angina pectoris
Erkältungskrankheiten
Zahn- und Ohrenschmerzen
Neuralgien, Koliken, Ischias
Schwangerschaftsbeschwerden
Geburt und Wochenbett
Kinderkrankheiten und Prophylaxe
Betreuung von Sportlern

416 Seiten zuzüglich 32 Seiten mit farbigen Abbildungen
gebunden DM 36,00 ISBN-3-426-26368-8
Taschenbuch DM 14,90 ISBN-3-426-76011-8

DIE KRAFT DER KLEINEN KÜGELCHEN

Die berühmte englische Homöopathin Dorothy Shepherd schildert in diesem ins Deutsche übersetzten, für Laien wie für Therapeuten geeigneten Buch, ihre gesammelten Erfahrungen. Die Themen stammen aus allen Bereichen der täglichen Praxis einer Hausärztin. Besonders interessant sind die Falldarstellungen.

Aus dem Inhalt:
Behandlung von entwicklungsbedingten Schwierigkeiten bei Kindern, Beschwerden der Wechseljahre, frauenspezifische Beschwerden, Gun Powder als Mittel zur Sepsisprophylaxe, Pyrogenium, Lungenentzündung, chronische Bronchitis, Erkältungskrankheiten, akute Infektionskrankheiten und Epidemien, Tierbehandlung
ca. 200 Seiten ca. DM 40,00 erscheint April 1995

Alle Bücher sind zu beziehen über jede Buchhandlung oder direkt bei:
LAGE & ROY
Verlag und Buchvertrieb
für homöopathische Literatur **Tel. 08841/4455**
Hörnleweg 36, 82418 Murnau **Fax 08841/2699**